Mohammad Nadeem Khan

Gestão de ensaios clínicos (Responsabilidades e obrigações)

Mohammad Nadeem Khan

Gestão de ensaios clínicos (Responsabilidades e obrigações)

ScienciaScripts

Imprint

Cover image: www.ingimage.com

This book is a translation from the original published under ISBN 978-620-7-80540-2.

Publisher:
Sciencia Scripts
is a trademark of
Dodo Books Indian Ocean Ltd. and OmniScriptum S.R.L publishing group

120 High Road, East Finchley, London, N2 9ED, United Kingdom
Str. Armeneasca 28/1, office 1, Chisinau MD-2012, Republic of Moldova, Europe
Printed at: see last page
ISBN: 978-620-7-86845-2

GESTÃO DE ENSAIOS CLÍNICOS

(RESPONSABILIDADES E OBRIGAÇÕES)

"Gestão de Ensaios Clínicos"

-: Prefácio :-.

Bem-vindo a "Gestão de Ensaios Clínicos: Responsabilidades, Obrigações e Melhores Práticas". Este livro tem como objetivo servir de guia abrangente para todos os intervenientes envolvidos na realização de ensaios clínicos. Desde os patrocinadores e investigadores principais até às autoridades regulamentares e participantes, cada um desempenha um papel crucial para garantir o sucesso e a integridade da investigação clínica.

Os ensaios clínicos são essenciais para o avanço do conhecimento médico e para levar novos tratamentos aos doentes. No entanto, também implicam responsabilidades e obrigações significativas. Compreender e cumprir estas obrigações é fundamental para o sucesso do ensaio e, mais importante ainda, para a segurança e o bem-estar dos participantes.

Neste livro, aprofundamos as responsabilidades e obrigações específicas de cada parte interessada, fornecendo informações práticas e orientações sobre como cumprir efetivamente as suas funções. Desde a conceção do protocolo do ensaio até à garantia da conformidade regulamentar, desde a proteção dos direitos dos participantes até à gestão da integridade dos dados, cobrimos em pormenor os principais aspectos da gestão de ensaios clínicos.

Além disso, enfatizamos a importância da comunicação, colaboração e adesão às melhores práticas durante todo o processo do ensaio. Ao seguir as recomendações descritas neste livro e implementar protocolos robustos, programas de formação e planos de gestão de riscos, as partes interessadas podem mitigar os riscos, melhorar a qualidade dos ensaios e, em última análise, contribuir para o avanço da ciência médica de uma forma responsável e ética.

Quer seja um investigador experiente, um representante da autoridade reguladora, ou um participante num ensaio clínico, esperamos que este livro sirva como um recurso valioso para navegar no complexo panorama da gestão de ensaios clínicos. Juntos, vamos nos esforçar para manter os mais altos padrões de integridade, ética e segurança do paciente na pesquisa clínica.

Obrigado por embarcarem nesta viagem connosco.

[Nome do autor - **Mohammad Nadeem Khan**]

[Índice]

PARTE I

Responsabilidades nos ensaios clínicos

1.1. Conceção e planeamento do estudo

1. Desenvolvimento de um protocolo de estudo pormenorizado

Definir os objectivos, hipóteses, metas e metodologias.

Garantir o rigor científico e a viabilidade.

Incorporar contributos de equipas multidisciplinares, incluindo estatísticos, clínicos e peritos em regulamentação.

2. **Obtenção de aprovação ética**

Submeter o protocolo do estudo a um Conselho de Revisão Institucional (IRB) ou a um Comité de Ética (CE) para revisão.

Abordar considerações éticas, incluindo o consentimento informado e a análise risco-benefício.

Assegurar um controlo ético contínuo durante todo o ensaio.

3. **Garantir a conformidade com os requisitos regulamentares**

Cumprir as directrizes definidas pelas autoridades reguladoras, como a FDA, a EMA e a ICH.

Assegurar a obtenção de todas as licenças, autorizações e aprovações necessárias.

Manter-se atualizado com as alterações aos regulamentos e orientações.

Recrutamento de participantes e consentimento informado

4. **Recrutamento de participantes**

Desenvolver um plano de recrutamento que garanta uma amostra diversificada e representativa.

Implementar estratégias para chegar a potenciais participantes, incluindo publicidade e colaboração com prestadores de cuidados de saúde.

Assegurar que o recrutamento é efectuado de forma ética e sem coação.

5. **Garantir o consentimento informado**

Fornecer aos potenciais participantes informações completas sobre o estudo.

Explicar os riscos, os benefícios, os procedimentos e os direitos dos participantes.

Obter e documentar o consentimento informado antes da inscrição dos participantes.

6. **Proteção da confidencialidade dos participantes**

Aplicar medidas para proteger a privacidade e a confidencialidade dos dados dos participantes.

Garantir a conformidade com os regulamentos de proteção de dados, como o RGPD ou a HIPAA.

Formar o pessoal sobre a importância da confidencialidade e da proteção dos dados.

Realização do ensaio

7. **Controlo da saúde e segurança dos participantes**

Efetuar avaliações periódicas do estado de saúde e controlar os acontecimentos adversos.

Implementar um sistema de notificação e gestão rápida de acontecimentos adversos.

Garantir que a segurança dos participantes é prioritária durante todo o ensaio.

8. **Recolha e gestão de dados**

Estabelecer processos e instrumentos sólidos de recolha de dados.

Assegurar que os dados são exactos, completos e recolhidos em tempo útil.

Manter a integridade e a segurança dos dados durante todo o ensaio.

9. **Respeitar o protocolo do estudo e as directrizes de boas práticas clínicas (BPC)**

Assegurar que todas as actividades do ensaio são realizadas de acordo com o protocolo aprovado.

Formar o pessoal sobre as directrizes GCP e assegurar o seu cumprimento.

Documentar os desvios ao protocolo e tomar medidas correctivas.

Gestão de dados

10. **Garantir a integridade e a segurança dos dados**

Implementar sistemas de gestão de dados que garantam a segurança e a rastreabilidade dos dados.

Realizar auditorias regulares e controlos de qualidade dos dados.

Proteger os dados contra o acesso não autorizado e as violações.

11. **Analisar os dados de forma adequada**

Utilizar métodos e instrumentos estatísticos adequados para a análise de dados.

Assegurar que a análise é efectuada por pessoal qualificado.

Interpretar os dados de forma imparcial.

12. **Notificação imediata de acontecimentos adversos**

Estabelecer um sistema de notificação atempada de acontecimentos adversos às autoridades reguladoras e aos CRI/CE.

Assegurar a documentação exacta e a investigação de eventos adversos.

Aplicar as medidas correctivas necessárias para proteger os participantes.

Comunicação

13. **Manter uma comunicação aberta com os organismos reguladores**

Fornecer actualizações e relatórios regulares às autoridades reguladoras.

Responder a questões e fornecer informações adicionais, se necessário.

Garantir a transparência e a conformidade em todas as comunicações.

14. **Comunicação dos progressos do ensaio às partes interessadas**

Manter os promotores, investigadores e outras partes interessadas informados sobre o progresso do ensaio.

Apresentar relatórios de progresso e actualizações regulares.

Comunicar prontamente quaisquer problemas ou alterações no ensaio.

15. **Publicação dos resultados em revistas científicas**

Preparar manuscritos e submeter os resultados à apreciação dos pares.

Garantir a transparência e a exatidão na comunicação dos resultados dos ensaios.

Divulgar os resultados à comunidade científica e ao público.

Ao cumprirem diligentemente estas responsabilidades, as partes interessadas podem garantir a integridade, segurança e sucesso dos ensaios clínicos. A gestão eficaz e a adesão às melhores práticas contribuirão, em última análise, para o avanço dos conhecimentos médicos e para a melhoria dos cuidados prestados aos doentes.

Conceção e planeamento do estudo

A conceção e o planeamento eficazes do estudo são fundamentais para o sucesso dos ensaios clínicos. Esta fase envolve o desenvolvimento de um protocolo de estudo pormenorizado, a obtenção de aprovação ética e a garantia de conformidade com os requisitos regulamentares. Seguem-se os principais componentes e considerações:

Desenvolvimento de um protocolo de estudo pormenorizado

1. Definir objectivos e hipóteses

Indicar claramente os objectivos primários e secundários do ensaio.

Formular hipóteses testáveis que o estudo pretende abordar.

2. Determinar os pontos finais e os resultados

Identificar os parâmetros primários e secundários que serão medidos.

Assegurar que os parâmetros são clinicamente relevantes, mensuráveis e exequíveis.

3. **Selecionar a conceção e a metodologia do estudo**

Selecionar uma conceção de estudo adequada (por exemplo, ensaio controlado aleatório, estudo de coorte, estudo de caso-controlo).

Determinar a(s) intervenção(ões) a testar e as condições de controlo.

Estabelecer critérios de inclusão e exclusão para a seleção dos participantes.

Planear o processo de aleatorização e os métodos de ocultação para reduzir o enviesamento.

4. Cálculo da dimensão da amostra

Efetuar uma análise do poder para determinar a dimensão da amostra necessária.

Assegurar que a dimensão da amostra é suficiente para detetar uma diferença ou um efeito clinicamente significativo.

5. **Elaborar um documento de protocolo pormenorizado**

Incluir os antecedentes e a justificação do estudo.

Fornecer uma descrição exaustiva da conceção, metodologia e procedimentos do estudo.

Descrever os métodos e instrumentos de recolha de dados.

Detalhar o plano de análise estatística.

6. **Plano de gestão de dados**

Estabelecer procedimentos para a recolha, introdução, armazenamento e análise de dados.

Implementar sistemas para manter a qualidade e a integridade dos dados.

7. **Desenvolver um plano de recrutamento e retenção**

Definir estratégias para recrutar participantes elegíveis.

Abordar potenciais desafios em matéria de recrutamento e propor soluções.

Planear a retenção de participantes e estratégias para minimizar as taxas de abandono escolar.

Obtenção de aprovação ética

A obtenção de aprovação ética é um passo fundamental no processo de ensaio clínico. Garante que o estudo é realizado de acordo com normas éticas e que os direitos, a segurança e o bem-estar dos participantes são protegidos. Seguem-se os principais passos e considerações envolvidos na obtenção da aprovação ética:

Preparação da apresentação de ética

1. Compilar a documentação necessária

Protocolo do estudo: Fornecer uma descrição pormenorizada da conceção do estudo, objectivos, metodologia, critérios de participação e plano de análise estatística.

Formulários de consentimento informado: Criar documentos de consentimento abrangentes e claros que expliquem o objetivo do estudo, os procedimentos, os riscos, os benefícios e os direitos dos participantes.

Folhas de informação do participante: Desenvolver documentos que ofereçam informações adicionais aos participantes sobre o estudo num formato acessível.

Brochura do investigador: Incluir informação de base sobre o produto experimental, se aplicável, e quaisquer dados pré-clínicos e clínicos.

Materiais de recrutamento: Preparar todos os anúncios, folhetos ou guiões que serão utilizados para recrutar participantes.

2. Considerações éticas:

Análise risco-benefício: Efetuar uma análise exaustiva para demonstrar que os potenciais benefícios do estudo são superiores aos riscos para os participantes.

Medidas de confidencialidade: Especificar a forma como a confidencialidade dos participantes será mantida e como os dados serão protegidos.

Segurança dos participantes: Descrever as medidas para monitorizar e garantir a segurança dos participantes, incluindo os procedimentos para a comunicação de acontecimentos adversos.

3. Apresentação ao Conselho de Revisão Institucional (IRB) ou ao Comité de Ética (CE)

Identificar o IRB/CE adequado: Determine qual o IRB ou CE que irá analisar o seu estudo com base nas afiliações institucionais e locais do estudo.

Seguir as directrizes de apresentação: Cumprir os requisitos e directrizes de apresentação específicos do CRI/CE, que podem incluir apresentações electrónicas ou em papel.

Abordagem de considerações éticas

1. Minimizar os riscos

Conceber o estudo de modo a minimizar os riscos potenciais para os participantes.

Aplicar procedimentos de controlo da segurança, tais como controlos sanitários regulares e mecanismos de notificação de acontecimentos adversos.

2. Obter o consentimento informado

Desenvolver formulários de consentimento informado claros: Assegurar que os formulários são redigidos numa linguagem simples que os participantes possam compreender facilmente.

Conduzir o processo de consentimento informado: Fornecer aos participantes todas as informações necessárias sobre o estudo, responder às suas perguntas e assegurar que compreendem plenamente as implicações da participação.

Documentar o consentimento: Obter o consentimento informado por escrito de cada participante antes da inscrição no estudo.

3. Assegurar uma supervisão ética contínua

Actualizações regulares para o IRB/CE: Programar actualizações regulares e relatórios de progresso para o IRB/CE.

Comunicação imediata de acontecimentos adversos: Comunicar atempadamente ao CRI/CE quaisquer acontecimentos adversos ou desvios ao protocolo.

Obtenção e manutenção da aprovação ética

1. Revisão inicial

Apresentar o protocolo do estudo e os documentos de apoio ao IRB/CE para análise inicial.

Responder prontamente a quaisquer questões, preocupações ou alterações solicitadas pelo CRI/CE.

Obter aprovação formal antes de iniciar quaisquer actividades do estudo.

2. Revisão contínua

Relatórios periódicos de progresso: Fornecer relatórios de progresso regulares ao IRB/CE, conforme exigido (normalmente anualmente).

Comunicar alterações: Submeter quaisquer alterações propostas ao protocolo do estudo ao IRB/CE para análise e aprovação antes da implementação.

Monitorização contínua: Assegurar a monitorização contínua da segurança dos participantes e da condução do estudo.

3. Conformidade com as normas éticas

Cumprir as directrizes e normas éticas estabelecidas pelo IRB/CE durante todo o estudo.

Garantir que todo o pessoal do estudo recebe formação em matéria de conduta ética e compreende a importância de manter os padrões éticos.

4. Relatório final:

Após a conclusão do estudo, apresentar um relatório final ao IRB/CE resumindo os resultados do estudo, as experiências dos participantes e quaisquer problemas encontrados.

Ao preparar e submeter diligentemente a documentação de aprovação ética, abordando considerações éticas e mantendo uma comunicação contínua com o IRB/CE, os investigadores podem garantir que os seus ensaios clínicos são realizados de forma ética e responsável. Este processo não só protege os participantes, como também aumenta a credibilidade e a integridade da investigação.

Garantir a conformidade com os requisitos regulamentares

O cumprimento dos requisitos regulamentares é crucial na realização de ensaios clínicos para garantir a segurança dos participantes, a integridade dos dados e a validade científica do estudo. As entidades reguladoras, como a FDA (Food and Drug Administration) nos EUA, a EMA (European Medicines Agency) na Europa, e outras agências nacionais e internacionais, estabelecem directrizes e requisitos que devem ser cumpridos durante o ensaio. Aqui estão os principais passos e considerações para garantir a conformidade com os requisitos regulamentares:

Identificação das autoridades reguladoras relevantes

1. Determinar as entidades reguladoras aplicáveis

Identificar as autoridades regulamentares que regem os ensaios clínicos nos países onde o ensaio será efectuado.

Compreender as directrizes, os requisitos e os processos de apresentação específicos de cada organismo regulador.

2. Rever as directrizes e os requisitos

Familiarize-se com as directrizes e regulamentos fornecidos pelas autoridades relevantes (por exemplo, FDA, EMA, ICH GCP).

Mantenha-se atualizado sobre quaisquer alterações ou actualizações a estas orientações.

Preparação de apresentações regulamentares

1. Compilar a documentação necessária

Protocolo do estudo: Fornecer uma descrição pormenorizada da conceção do estudo, objectivos, metodologia, critérios de participação e plano de análise estatística.

Brochura do investigador: Incluir informações de base sobre o produto experimental, dados pré-clínicos e clínicos e informações de segurança.

Formulários de consentimento informado: Criar documentos de consentimento abrangentes que expliquem o objetivo do estudo, os procedimentos, os riscos, os benefícios e os direitos dos participantes.

Formulários e candidaturas regulamentares: Preencher e apresentar os formulários e candidaturas regulamentares necessários, como a candidatura IND (Investigational New Drug) à FDA.

2. Apresentação às autoridades reguladoras

Cumprir os requisitos de apresentação específicos de cada autoridade reguladora.

Assegurar que todos os documentos necessários estão completos e são apresentados dentro dos prazos exigidos.

Responder prontamente a quaisquer perguntas ou pedidos de informações adicionais das autoridades reguladoras.

Cumprimento das directrizes de boas práticas clínicas (BPC)

1. Implementar a formação em BPC

Assegurar que todo o pessoal do estudo recebe formação completa sobre as directrizes de BPC.

Fornecer formação contínua e actualizações, conforme necessário.

2. Manter a conformidade durante todo o ensaio

Conduzir o ensaio em conformidade com as directrizes GCP, garantindo a qualidade ética e científica.

Documentar exaustivamente todas as actividades do ensaio para demonstrar a conformidade.

3. Monitorizar o cumprimento

Realizar auditorias internas regulares para garantir o cumprimento das BPC e dos requisitos regulamentares.

Resolver prontamente quaisquer problemas de conformidade ou desvios.

Desenvolvimento de um Plano de Conformidade Regulamentar

1. Estabelecer procedimentos de conformidade

Desenvolver procedimentos operacionais normalizados (SOP) para cumprimento da regulamentação.

Assegurar que os PONs abrangem todos os aspectos da condução do ensaio, incluindo a adesão ao protocolo, a gestão de dados e a monitorização da segurança.

2. Implementar medidas de garantia de qualidade

Efetuar controlos regulares de garantia de qualidade para assegurar a integridade dos dados e a segurança dos participantes.

Implementar acções correctivas e preventivas (CAPA) para quaisquer problemas identificados.

3. Planeamento das inspecções regulamentares

Preparar-se para potenciais inspecções por parte das autoridades reguladoras.

Manter a documentação completa e organizada para facilitar as inspecções.

Formar o pessoal sobre como lidar com as inspecções regulamentares e responder a inquéritos.

Manter-se atualizado com as alterações regulamentares

1. Acompanhar as actualizações regulamentares

Analisar regularmente as actualizações e comunicações das autoridades reguladoras.

Subscrever boletins informativos, alertas e publicações de organismos reguladores relevantes.

2. Ajustar protocolos e procedimentos

Fazer os ajustes necessários aos protocolos e procedimentos do estudo com base em actualizações regulamentares.

Assegurar que todas as alterações são aprovadas pelo CRI/CE e comunicadas a todas as partes interessadas relevantes.

Apresentação de relatórios às autoridades reguladoras

1. Apresentar relatórios periódicos

Apresentar relatórios regulares sobre os progressos efectuados às autoridades reguladoras, conforme necessário.

Incluir informações sobre o registo de participantes, acontecimentos adversos e quaisquer desvios ao protocolo.

2. Comunicar prontamente os acontecimentos adversos

Implementar um sistema para a comunicação atempada de acontecimentos adversos às autoridades reguladoras.

Assegurar a documentação exacta e a investigação de eventos adversos.

3. Fornecer relatórios finais

Após a conclusão do estudo, apresentar um relatório final que resuma os resultados do estudo, as experiências dos participantes e quaisquer problemas encontrados.

Incluir qualquer informação de acompanhamento pós-estudo, conforme necessário.

Ao abordar sistematicamente os requisitos regulamentares, os investigadores podem garantir a integridade ética e científica dos seus ensaios clínicos. Isto não só protege os participantes, como também aumenta a credibilidade e a validade dos resultados da investigação, contribuindo, em última análise, para avanços na ciência médica e nos cuidados aos doentes.

1.2. Recrutamento dos participantes e consentimento informado

O recrutamento bem sucedido de participantes e a obtenção de consentimento informado são cruciais para a integridade e o sucesso dos ensaios clínicos. Este processo garante que os participantes são adequadamente seleccionados e compreendem totalmente o estudo, salvaguardando assim os seus direitos e bem-estar. Seguem-se os principais componentes e as melhores práticas.

Recrutamento de participantes

1. Desenvolver um plano de recrutamento

Definir a população-alvo: Definir claramente os critérios de inclusão e exclusão com base no protocolo do estudo.

Identificar os canais de recrutamento: Utilizar vários canais, como hospitais, clínicas, centros comunitários, redes sociais e plataformas em linha.

Envolver os prestadores de cuidados de saúde: Colaborar com médicos e prestadores de cuidados de saúde para identificar potenciais participantes.

2. Estratégias de recrutamento

Publicidade: Criar anúncios, folhetos e cartazes interessantes e informativos.

Programas de divulgação: Realizar programas de sensibilização em centros comunitários, feiras de saúde e grupos de defesa dos doentes.

Campanhas digitais: Utilizar as redes sociais e as plataformas em linha para chegar a um público mais vasto.

Registos de doentes: Utilizar os registos e bases de dados de doentes existentes para identificar os participantes elegíveis.

3. Considerações éticas no recrutamento

Evitar a coação: Assegurar que os materiais e as abordagens de recrutamento não pressionam os potenciais participantes.

Recrutamento equitativo: Procurar a diversidade e a representatividade do grupo de participantes.

Transparência: Fornecer informações claras e honestas sobre o estudo aos potenciais participantes.

4. Seleção e inscrição dos participantes

Pré-triagem: Realizar rastreios iniciais para avaliar a elegibilidade antes da inscrição completa.

Critérios de inclusão/exclusão: Aplicar rigorosamente os critérios de inclusão e exclusão para selecionar os participantes adequados.

Processo de registo: Seguir um processo sistemático de registo dos participantes, incluindo documentação e procedimentos de consentimento.

Garantir o consentimento informado

1. Elaboração de documentos de consentimento informado:

Informação exaustiva: Incluir pormenores sobre o objetivo do estudo, os procedimentos, os riscos, os benefícios e os direitos dos participantes.

Linguagem simples: Escrever numa linguagem simples e não técnica que seja facilmente compreendida pelos participantes.

Materiais suplementares: Fornecer materiais adicionais, tais como brochuras ou vídeos, para facilitar a compreensão.

2. Processo de consentimento informado:

Reunião inicial: Organizar uma reunião (presencial ou virtual) para explicar o estudo e responder a quaisquer perguntas.

Discussão: Iniciar um debate pormenorizado sobre o estudo, assegurando que os participantes compreendem todos os aspectos.

Avaliação: Avalie a compreensão dos participantes, pedindo-lhes que lhe expliquem o estudo por palavras suas.

3. Documentação e verificação:

Consentimento escrito: Obter o consentimento informado por escrito de cada participante, com as assinaturas do participante e do investigador.

Documentação: Conservar registos pormenorizados do processo de consentimento, incluindo datas e quaisquer discussões realizadas.

Consentimento contínuo: Reafirmar o consentimento em várias fases do ensaio, especialmente se houver alterações significativas ao protocolo ou se surgirem novas informações.

4. Proteção da confidencialidade dos participantes:

Privacidade dos dados: Implementar medidas rigorosas para proteger os dados dos participantes, garantindo a conformidade com os regulamentos de proteção de dados, como o RGPD ou a HIPAA.

Anonimato: Utilizar sistemas de codificação para tornar os dados dos participantes anónimos, sempre que possível.

Formação: Assegurar que todo o pessoal recebe formação sobre protocolos de confidencialidade e proteção de dados.

Enfrentar os desafios do recrutamento e do consentimento informado

1. Ultrapassar as barreiras ao recrutamento:

Envolver os líderes da comunidade: Trabalhar com os líderes comunitários para criar confiança e melhorar o recrutamento em populações específicas.

Ofereça incentivos: Oferecer uma compensação razoável pelo tempo e despesas de deslocação, sem ser coercivo.

Horários flexíveis: Adaptar os horários dos participantes para facilitar a sua participação.

2. Melhorar a compreensão:

Sensibilidade cultural: Ser sensível às questões culturais e recorrer a intérpretes, se necessário, para garantir a compreensão.

Considerações sobre literacia: Fornecer materiais a níveis de leitura adequados e utilizar recursos visuais para melhorar a compreensão.

Mecanismos de feedback: Implementar mecanismos de feedback para melhorar continuamente o processo de consentimento com base nos contributos dos participantes.

3. Melhoria contínua

Monitorizar os esforços de recrutamento: Rever e ajustar regularmente as estratégias de recrutamento com base na sua eficácia.

Avaliar o processo de consentimento: Avaliar continuamente o processo de consentimento informado para garantir a clareza e a satisfação dos participantes.

Adaptar e inovar: Estar aberto à adoção de novos métodos e tecnologias que possam melhorar os processos de recrutamento e consentimento.

Ao recrutar eficazmente os participantes e garantir o consentimento informado, os investigadores podem melhorar a integridade, os padrões éticos e o sucesso dos seus ensaios clínicos. Esta abordagem não só protege os participantes, como também contribui para a fiabilidade e validade dos resultados do estudo.

Recrutamento de participantes de acordo com os critérios de inclusão/exclusão

O recrutamento de participantes que cumpram os critérios de inclusão e exclusão é um aspeto crítico da gestão de ensaios clínicos. Isto garante que a população do estudo é apropriada para os objectivos da investigação e que os resultados serão válidos e fiáveis. Seguem-se os principais passos e considerações para recrutar participantes com base em critérios definidos.

Definição dos critérios de inclusão e exclusão

1. Critérios de inclusão:

Características demográficas: Especificar a faixa etária, o sexo e outros factores demográficos relevantes.

Estado de saúde: Definir condições ou estados de saúde específicos necessários para a participação (por exemplo, diagnóstico de uma determinada doença, determinados biomarcadores).

Histórico do tratamento: Incluir os requisitos relativos a tratamentos ou intervenções anteriores.

Capacidade de consentimento: Assegurar que os participantes podem dar o seu consentimento informado ou que têm um representante legal que pode dar o seu consentimento em seu nome.

2. Critérios de exclusão

Condições coexistentes: Excluir indivíduos com determinadas condições médicas que possam interferir com os resultados do estudo.

Medicamentos concomitantes: Identificar medicamentos ou tratamentos que possam confundir os resultados do estudo.

Factores de risco: Excluir indivíduos com elevado risco de efeitos adversos da intervenção do estudo.

Riscos de não cumprimento: Considerar os factores que podem levar ao não cumprimento, como a falta de capacidade para aderir ao protocolo do estudo.

Desenvolvimento de um plano de recrutamento

1. Identificar os potenciais participantes

Contextos clínicos: Recrutar em hospitais, clínicas e prestadores de cuidados de saúde que tratem doentes com as doenças relevantes.

Divulgação na comunidade: Envolver centros comunitários, grupos de defesa dos doentes e redes de apoio.

Registos de doentes: Utilizar os registos e bases de dados de doentes existentes para identificar os participantes elegíveis.

2. Canais de recrutamento

Prestadores de cuidados de saúde: Colaborar com médicos, enfermeiros e outros profissionais de saúde para identificar e encaminhar os doentes elegíveis.

Publicidade: Utilizar publicidade direccionada em plataformas impressas, em linha e nas redes sociais.

Eventos públicos: Participar em feiras de saúde, seminários e eventos comunitários para chegar a potenciais participantes.

Seleção e inscrição dos participantes

1. Processo de pré-seleção:

Contacto inicial: Utilizar um breve questionário ou entrevista para avaliar a elegibilidade básica antes de um rastreio pormenorizado.

Lista de controlo de elegibilidade: Desenvolver uma lista de controlo baseada nos critérios de inclusão e exclusão para as avaliações iniciais.

2. Rastreio pormenorizado:

Revisão do historial médico: Efetuar uma análise exaustiva do historial médico do participante.

Avaliações clínicas: Efetuar os testes clínicos e as avaliações necessárias para confirmar a elegibilidade.

Documentação: Assegurar que todos os procedimentos e resultados do rastreio são bem documentados.

3. Processo de inscrição:

Consentimento informado: Fornecer informações pormenorizadas sobre o estudo e obter o consentimento informado por escrito.

Avaliações de base: Efetuar avaliações de base e recolher dados iniciais.

Aleatorização (se aplicável): Randomizar os participantes em grupos de estudo se o desenho do ensaio assim o exigir.

Garantir o cumprimento dos critérios

1. Formação do pessoal

Critérios de elegibilidade: Formar exaustivamente o pessoal de recrutamento sobre os critérios de inclusão e exclusão.

Procedimentos de seleção: Assegurar que os funcionários estão bem informados sobre os procedimentos de seleção e de inscrição.

Sensibilidade cultural: Formar o pessoal para ser culturalmente sensível e respeitoso durante o processo de recrutamento.

2. Controlo da conformidade:

Revisões regulares: Efetuar revisões regulares dos participantes inscritos para garantir o cumprimento contínuo dos critérios de elegibilidade.

Pistas de auditoria: Manter registos detalhados e pistas de auditoria do processo de recrutamento e seleção.

3. Gerir os desvios:

Desvios do protocolo: Documentar e gerir quaisquer desvios ao protocolo, incluindo os relacionados com os critérios de inclusão/exclusão.

Acções correctivas: Implementar acções correctivas para resolver e evitar futuros desvios.

Considerações éticas e práticas

1. Recrutamento ético

Participação voluntária: Assegurar que a participação é voluntária e isenta de coação.

Comunicação transparente: Comunicar claramente aos potenciais participantes os riscos, os benefícios e a natureza do estudo.

2. Gerir as expectativas:

Expectativas realistas: Definir expectativas realistas relativamente aos potenciais benefícios e resultados do estudo.

Serviços de apoio: Fornecer acesso a serviços de apoio, como aconselhamento ou aconselhamento médico, se necessário.

3. Estratégias de retenção:

Envolvimento dos participantes: Envolver os participantes ao longo do estudo para manter o interesse e o empenhamento.

Incentivos: Oferecer incentivos adequados à participação, como compensação pelo tempo e deslocações, sem ser coercivo.

Ao cumprir rigorosamente os critérios de inclusão e exclusão durante o recrutamento dos participantes, os investigadores podem garantir que a população do estudo é adequada aos objectivos da investigação, aumentando assim a validade e a fiabilidade dos resultados do ensaio. Esta abordagem sistemática ajuda a proteger a segurança dos participantes, a manter os padrões éticos e a obter resultados significativos e generalizáveis.

Garantir que os participantes dão o seu consentimento informado

Garantir que os participantes dão o seu consentimento informado é um requisito ético fundamental na investigação clínica. Implica fornecer aos participantes informações completas sobre o estudo, o seu objetivo, procedimentos, potenciais riscos e benefícios e os seus direitos enquanto participantes. Seguem-se os principais passos e as melhores práticas para garantir o consentimento informado:

Fornecer informações completas

1. Explicação pormenorizada do estudo

Fornecer aos participantes uma explicação clara e pormenorizada do estudo, incluindo os seus objectivos, procedimentos e duração. Utilizar uma linguagem não técnica que os participantes possam compreender, evitando o jargão ou a terminologia médica.

2. Riscos e benefícios

Discutir os potenciais riscos e benefícios associados à participação no estudo.

Explicar quaisquer efeitos adversos conhecidos ou potenciais da intervenção ou dos procedimentos do estudo, bem como quaisquer benefícios potenciais para os participantes ou para a sociedade.

3. Direitos dos participantes

Informar os participantes dos seus direitos, incluindo o direito de se retirarem do estudo em qualquer altura sem qualquer penalização e o direito de recusarem ou não participarem em qualquer aspeto do estudo.

Garantir a compreensão

1. Discussão interactiva

Realizar um debate interativo com os participantes para garantir a sua compreensão do estudo.

Incentivar os participantes a fazerem perguntas e a esclarecerem quaisquer dúvidas que possam ter sobre o estudo.

2. Avaliação da compreensão

Avaliar a compreensão dos participantes sobre o estudo, pedindo-lhes que resumam os pontos-chave por palavras suas. Abordar quaisquer equívocos ou mal-entendidos identificados durante a discussão.

3. Materiais suplementares

Fornecer materiais suplementares, como brochuras informativas ou vídeos, para reforçar conceitos-chave e facilitar a compreensão.

Documentar o consentimento

1. Formulário de consentimento escrito

Elaborar um formulário de consentimento informado por escrito que inclua todas as informações necessárias sobre o estudo.

Assegurar que o formulário de consentimento é redigido numa linguagem clara e compreensível e formatado para facilitar a leitura.

2. Requisito de assinatura

Obter o consentimento escrito dos participantes, pedindo-lhes que assinem o formulário de consentimento informado.

Se os participantes não puderem assinar (por exemplo, devido a analfabetismo ou incapacidade física), obtenha o consentimento através de um representante legalmente autorizado.

3. Documentar o processo de consentimento

Documentar exaustivamente o processo de consentimento, incluindo quem forneceu a informação, quando e onde o consentimento foi obtido e quaisquer discussões ou esclarecimentos que tenham ocorrido.

Considerações adicionais

1. Sensibilidade cultural:

Ser sensível às diferenças culturais e adaptar o processo de consentimento às crenças e práticas culturais dos participantes.

2. Avaliação da capacidade

Avaliar a capacidade de decisão dos participantes para garantir que são capazes de dar o seu consentimento informado.

Considerar a possibilidade de envolver um terceiro neutro ou um prestador de cuidados de saúde na avaliação da capacidade, especialmente nos casos em que os participantes possam ter deficiências cognitivas.

3. Consentimento permanente

Reafirmar o consentimento dos participantes em várias fases do estudo, especialmente se houver alterações significativas ao protocolo ou aos procedimentos do estudo.

4. Consentimento para partilha e publicação de dados

Obter o consentimento separado dos participantes para a partilha e publicação dos seus dados ou informações identificáveis, se aplicável. Ao seguir estes passos e boas práticas, os investigadores podem garantir que os participantes dão o seu consentimento informado voluntariamente, com plena compreensão do estudo e das suas implicações. Deste modo, não só se respeitam as normas éticas, como também se promove a confiança e a transparência no processo de investigação.

Proteção da confidencialidade dos participantes

A proteção da confidencialidade dos participantes é fundamental nos ensaios clínicos para manter a confiança, aderir a padrões éticos e cumprir os requisitos legais. A proteção da informação pessoal e médica dos participantes envolve a implementação de medidas abrangentes de proteção de dados e a manutenção de protocolos de confidencialidade rigorosos ao longo do estudo. Seguem-se os componentes chave e as melhores práticas para proteger a confidencialidade dos participantes.

Medidas de proteção de dados

1. Anonimização e desidentificação

Atribuir identificadores únicos: Utilizar códigos ou números únicos para identificar os participantes em vez de nomes ou outras informações de identificação direta.

Remover identificadores: Retire de todos os dados os identificadores pessoais, tais como nomes, moradas e números de segurança social.

Acesso limitado: Assegurar que apenas o pessoal autorizado pode associar identificadores às informações pessoais dos participantes.

2. Armazenamento seguro de dados

Dados electrónicos: Armazenar os dados electrónicos em servidores seguros, encriptados e com acesso restrito.

Dados físicos: Mantenha os documentos físicos em locais trancados e seguros, acessíveis apenas a pessoal autorizado.

Sistemas de cópia de segurança: Implementar cópias de segurança regulares e garantir que estas são armazenadas em segurança.

3. Segurança da transmissão de dados

Encriptação: Utilizar métodos de encriptação fortes para a transmissão de dados, especialmente através da Internet.

Canais seguros: Transmitir dados utilizando canais seguros e encriptados, como os protocolos SSL/TLS.

Protocolos de confidencialidade

1. Formação e sensibilização do pessoal:

Formação em matéria de confidencialidade: Dar formação a todo o pessoal envolvido no ensaio sobre a importância da confidencialidade e dos protocolos de proteção de dados.

Formação contínua: Fornecer formação contínua e actualizações sobre práticas e regulamentos de confidencialidade.

2. Controlo de acesso:

Acesso com base na função: Limitar o acesso aos dados com base na função e na necessidade (por exemplo, apenas os gestores de dados têm acesso ao conjunto completo de dados).

Autenticação: Implementar mecanismos de autenticação robustos, como a autenticação multifactor, para aceder aos dados.

3. Acordos de confidencialidade:

Acordos de confidencialidade (NDAs): Exigir que todo o pessoal e colaboradores assinem NDAs para os obrigar legalmente a manter a confidencialidade.

Acordos com os participantes: Assegurar que os participantes são informados sobre a forma como os seus dados serão protegidos e utilizados e incluir cláusulas de confidencialidade nos formulários de consentimento.

Conformidade com os regulamentos

1. Respeitar as normas jurídicas

Conformidade com o GDPR: Para estudos na UE, garantir a conformidade com o Regulamento Geral sobre a Proteção de Dados (RGPD) através da implementação de medidas técnicas e organizacionais adequadas.

Conformidade com a HIPAA: Para estudos nos EUA, cumprir a Lei de Portabilidade e Responsabilidade dos Seguros de Saúde (HIPAA), salvaguardando as informações de saúde protegidas (PHI).

2. Auditorias e revisões regulares

Auditorias internas: Efetuar auditorias internas regulares para avaliar o cumprimento dos protocolos de confidencialidade.

Revisões externas: Contrate auditores externos ou organismos reguladores para analisar as medidas de proteção de dados.

Gestão da confidencialidade nas comunicações

1. Comunicação com os participantes

Métodos seguros: Comunicar com os participantes utilizando métodos seguros, tais como correio eletrónico encriptado ou portais seguros.

Partilha limitada de informações: Partilhar o mínimo de informações necessárias nas comunicações para manter a confidencialidade.

2. Publicação e apresentação de relatórios:

Dados anónimos: Assegurar que todos os dados publicados são anonimizados e não contêm qualquer informação de identificação.

Consentimento informado: Obter o consentimento dos participantes para a utilização dos seus dados em publicações e apresentações.

Tratamento das violações da confidencialidade

1. Plano de resposta a incidentes:

Desenvolver um plano: Crie um plano de resposta a incidentes para lidar com potenciais violações de confidencialidade.

Ação imediata: Tomar medidas imediatas para conter e mitigar quaisquer violações.

2. Relatórios e notificações

Notificar as autoridades: Comunicar as infracções às autoridades reguladoras relevantes, conforme necessário.

Informar os participantes: Notificar prontamente os participantes afectados, fornecendo pormenores sobre a violação e as medidas tomadas para a resolver.

3. Rever e melhorar

Revisão pós-incidente: Efetuar uma análise exaustiva do incidente para identificar as causas e as áreas a melhorar.

Implementar alterações: Efetuar as alterações necessárias aos protocolos e procedimentos para evitar futuras violações.

Ao implementar estas medidas e manter uma abordagem vigilante à confidencialidade, os investigadores de ensaios clínicos podem proteger eficazmente a informação pessoal e médica dos participantes. Isto não só está em conformidade com as normas éticas e legais, como também promove a confiança e a vontade dos participantes em contribuir para uma investigação médica valiosa.

1.3 Realização do ensaio:

A realização de um ensaio clínico envolve vários passos cruciais para garantir que o estudo é conduzido de forma ética, segura e com rigor científico. Segue-se uma descrição pormenorizada do processo:

1. Início do estudo

Finalização do protocolo: Assegurar que o protocolo do estudo é abrangente, detalhando os objectivos da investigação, a metodologia, os critérios de elegibilidade, as intervenções de tratamento e as medidas de resultados.

Seleção do local: Identificar os locais de ensaio adequados com base na população de doentes, na experiência dos investigadores e nas capacidades das infra-estruturas.

Aprovação regulamentar: Obter aprovações dos organismos reguladores e dos comités de ética antes de iniciar o ensaio.

2. Recrutamento e seleção dos participantes

Estratégia de recrutamento: Desenvolver um plano de recrutamento para atrair participantes elegíveis, utilizando vários canais, tais como clínicas, hospitais, contactos com a comunidade e publicidade.

Consentimento informado: Obter o consentimento informado dos participantes elegíveis, assegurando que compreendem o objetivo do estudo, os riscos, os benefícios e os seus direitos enquanto participantes.

Processo de seleção: Selecionar os potenciais participantes para avaliar a elegibilidade com base nos critérios de inclusão/exclusão definidos no protocolo.

3. Implementação da intervenção

Randomização (se aplicável): Atribuir aleatoriamente os participantes aos grupos de tratamento para minimizar o enviesamento e garantir a comparabilidade.

Administração da intervenção: Administrar a(s) intervenção(ões) do estudo de acordo com o protocolo, garantindo o cumprimento dos horários e procedimentos de dosagem.

Recolha de dados: Recolher dados relevantes em momentos específicos utilizando métodos e ferramentas normalizados.

4. Controlo e segurança

Monitorização da segurança: Monitorizar atentamente os participantes relativamente a eventos adversos e preocupações de segurança durante o ensaio.

Comité de Monitorização de Dados (DMC): Estabelecer um comité independente para monitorizar os dados do ensaio e garantir a segurança dos participantes.

Visitas de monitorização regulares: Realizar visitas de monitorização aos locais de ensaio para analisar a adesão ao protocolo, a qualidade dos dados e a conformidade regulamentar.

5. Gestão de dados e garantia de qualidade

Recolha de dados: Capturar, registar e gerir os dados do estudo com precisão e segurança, seguindo as directrizes das Boas Práticas Clínicas (BPC).

Controlo de qualidade: Aplicar medidas de controlo de qualidade para garantir a integridade e a fiabilidade dos dados, incluindo verificações e auditorias de validação de dados.

6. Adesão ao protocolo e cumprimento

Cumprimento do protocolo: Assegurar o cumprimento rigoroso do protocolo do estudo por todo o pessoal envolvido no ensaio.

Conformidade regulamentar: Manter a conformidade com os requisitos regulamentares, incluindo a comunicação de acontecimentos adversos e desvios do protocolo, de acordo com as directrizes regulamentares.

7. Envolvimento e retenção dos participantes

Apoio aos participantes: Fornecer apoio contínuo e comunicação aos participantes para manter o envolvimento e a adesão aos protocolos do estudo.

Estratégias de retenção: Implementar estratégias para minimizar as taxas de abandono dos participantes, tais como incentivos, lembretes e acompanhamento personalizado.

8. Comunicação e colaboração

Reuniões do estudo: Realizar reuniões regulares com a equipa do estudo, investigadores, patrocinadores e autoridades regulamentares para analisar os progressos, abordar questões e garantir uma comunicação eficaz.

Comunicação com os participantes: Manter uma comunicação transparente com os participantes, fornecendo actualizações sobre o progresso do ensaio e respondendo a quaisquer preocupações ou questões.

9. Adaptação aos desafios e às mudanças

Gestão de riscos: Identificar e gerir potenciais riscos para a integridade do ensaio e para a segurança dos participantes, implementando estratégias de mitigação conforme necessário.

Alterações ao protocolo: Efetuar as alterações necessárias ao protocolo em resposta a questões emergentes ou a alterações nos requisitos do estudo, após aprovação regulamentar e comunicação às partes interessadas.

10. Encerramento do estudo e apresentação de relatórios

Conclusão do estudo: Encerrar o ensaio após a conclusão do acompanhamento dos participantes e da recolha de dados, assegurando que todos os procedimentos do estudo são finalizados.

Análise de dados: Analisar rigorosamente os dados do estudo, seguindo planos de análise e métodos estatísticos pré-especificados.

Divulgação de resultados: Preparar e divulgar os resultados do estudo através de publicações, apresentações e submissões regulamentares, contribuindo para o conhecimento científico e informando a prática clínica.

Seguindo estes passos e melhores práticas, as equipas de ensaios clínicos podem realizar ensaios de forma eficiente, ética e em conformidade com as normas regulamentares, acabando por fazer avançar a investigação médica e melhorar os cuidados dos doentes. Monitorizar a saúde e segurança dos participantes, recolher e gerir dados com precisão, e cumprir o protocolo do estudo e as directrizes de Boas Práticas Clínicas (GCP) são aspectos críticos da realização de um ensaio clínico. Eis como cada componente é abordado durante o ensaio:

Controlo da saúde e segurança dos participantes

Avaliações regulares: Efetuar avaliações regulares da saúde e segurança dos participantes durante o período experimental.

Comunicação de acontecimentos adversos: Comunicar prontamente quaisquer acontecimentos adversos ou acontecimentos adversos graves observados durante o ensaio às autoridades reguladoras e aos comités de ética adequados.

Plano de controlo da segurança: Desenvolver e implementar um plano de controlo de segurança abrangente para garantir o bem-estar dos participantes e atenuar os riscos potenciais.

Recolha e gestão de dados com precisão

Recolha de dados normalizada: Utilizar métodos e ferramentas de recolha de dados normalizados para garantir a consistência e a precisão entre os locais de estudo.

Validação de dados: Implementar controlos de validação de dados para identificar e resolver discrepâncias ou erros nos dados recolhidos.

Captura eletrónica de dados (EDC): Utilizar sistemas electrónicos de captura de dados para simplificar os processos de recolha, introdução e gestão de dados, aumentando a precisão e a eficiência.

Respeitar o protocolo de estudo e as directrizes GCP

Cumprimento do protocolo: Assegurar o cumprimento rigoroso do protocolo do estudo por todo o pessoal do estudo, incluindo investigadores, coordenadores do estudo e pessoal do centro.

Formação e ensino: Fornecer formação completa sobre o protocolo do estudo e as directrizes das BPC a todo o pessoal do estudo envolvido no ensaio.

Medidas de controlo de qualidade: Implementar medidas de controlo de qualidade para monitorizar a adesão ao protocolo, a integridade dos dados e a conformidade com as orientações das BPC ao longo do ensaio.

Monitorizando eficazmente a saúde e a segurança dos participantes, recolhendo e gerindo os dados com precisão e aderindo ao protocolo do estudo e às orientações das BPC, as equipas de ensaios clínicos podem garantir a validade, fiabilidade e conduta ética do estudo, contribuindo, em última análise, para a produção de provas de elevada qualidade para informar a prática clínica e melhorar os resultados dos doentes.

Recolha e gestão de dados com exatidão em ensaios clínicos

A recolha e gestão exactas de dados são cruciais para a integridade e fiabilidade dos resultados dos ensaios clínicos. Esta secção descreve as melhores práticas e as principais considerações para garantir a exatidão dos dados ao longo de um ensaio clínico.

Recolha de dados

1. Conceção dos instrumentos de recolha de dados

Formulários padronizados: Utilizar formulários padronizados de relatório de casos (CRFs) para recolher dados consistentes e abrangentes.

Sistemas de captura eletrónica de dados (EDC): Implementar sistemas EDC para simplificar a introdução de dados, reduzir os erros e facilitar a monitorização de dados em tempo real.

Formação: Dar formação completa ao pessoal do estudo sobre os procedimentos de recolha de dados e a utilização dos instrumentos de recolha de dados.

2. Garantir a exatidão dos dados

Controlos de validação: Incorporar controlos de validação nos CRF e nos sistemas EDC para detetar e corrigir erros durante a introdução de dados.

Verificação dos dados de origem: Verificar os dados introduzidos nos CRFs com os documentos originais (por exemplo, registos médicos) para garantir a exatidão.

Auditorias regulares: Realizar auditorias regulares aos dados para identificar e retificar discrepâncias.

3. Tratamento de dados em falta

Protocolos para dados em falta: Desenvolver protocolos para o tratamento de dados em falta, incluindo procedimentos de acompanhamento para pontos de dados incompletos.

Documentação: Documentar as razões para a falta de dados e os esforços efectuados para os obter.

Gestão de dados

1. Armazenamento e segurança dos dados

Sistemas seguros: Utilizar sistemas seguros e encriptados para armazenar dados electrónicos para proteger contra o acesso não autorizado.

Procedimentos de cópia de segurança: Implementar procedimentos regulares de cópia de segurança de dados para evitar a perda de dados.

Controlo de acesso: Restringir o acesso aos dados apenas a pessoal autorizado, assegurando que as funções dos utilizadores estão claramente definidas.

2. Gestão da qualidade dos dados

Limpeza de dados: Efetuar a limpeza dos dados para identificar e corrigir erros, inconsistências e valores atípicos no conjunto de dados.

Monitorização de dados: Utilizar a monitorização contínua dos dados para acompanhar a qualidade dos dados ao longo do ensaio e resolver prontamente os problemas.

3. Documentação e manutenção de registos

Documentação exaustiva: Manter registos exaustivos dos processos de recolha e gestão de dados, incluindo quaisquer alterações ou correcções efectuadas.

Pistas de auditoria: Assegurar que os sistemas de CDE têm capacidades de pista de auditoria para controlar a introdução de dados, as modificações e o acesso.

4. Conformidade regulamentar

Cumprimento das directrizes: Seguir as directrizes e regulamentos relevantes, tais como as Boas Práticas Clínicas (BPC) e os requisitos da autoridade reguladora aplicável.

Aprovação ética: Obter a aprovação do comité de ética ou do conselho de revisão institucional (IRB) para os planos de gestão de dados.

5. Preparação da análise de dados

Bloqueio da base de dados: Assegurar que a base de dados está bloqueada e que todas as consultas de dados estão resolvidas antes do início da análise de dados.

Anonimização de dados: Anonimizar ou desidentificar os dados dos participantes para proteger a confidencialidade antes de os partilhar com estatísticos ou outros analistas.

Ao seguir estas boas práticas para recolher e gerir dados com precisão, as equipas de ensaios clínicos podem garantir a integridade dos seus dados, facilitar uma análise fiável e contribuir para a credibilidade e o sucesso do ensaio.

Respeitar o protocolo do estudo e as directrizes de boas práticas clínicas (BPC)

A adesão ao protocolo do estudo e às directrizes de Boas Práticas Clínicas (BPC) é essencial para garantir a integridade, qualidade e conduta ética dos ensaios clínicos. Esta secção descreve as principais práticas e considerações para manter a conformidade.

Adesão ao protocolo do estudo

1. Conceção e revisão do protocolo

Conceção abrangente: Assegurar que o protocolo do estudo é abrangente, detalhando todos os aspectos do ensaio, incluindo objectivos, conceção, metodologia, considerações estatísticas e gestão dos participantes.

Revisão e aprovação: Obter análises e aprovações completas das autoridades reguladoras relevantes, comissões de ética e comissões de análise institucional (IRB) antes de iniciar o ensaio.

2. Formação e educação

Formação do pessoal: Fornecer formação detalhada a todo o pessoal do estudo sobre o protocolo do estudo, destacando procedimentos, funções e responsabilidades específicas.

Familiaridade com o protocolo: Assegurar que todos os membros da equipa estão familiarizados com o protocolo e compreendem a importância do cumprimento rigoroso das suas orientações.

3. **Controlo da conformidade**:

Monitorização de rotina: Realizar visitas de monitorização de rotina aos centros de ensaio para garantir o cumprimento do protocolo. As actividades de monitorização devem incluir a revisão dos formulários de consentimento informado, documentos de origem e formulários de relatório de casos.

Gestão de desvios: Documentar e tratar prontamente quaisquer desvios ao protocolo. Avaliar o impacto dos desvios na integridade do estudo e na segurança dos participantes e comunicá-los conforme necessário.

4. Documentação e manutenção de registos

Documentação exacta: Manter uma documentação exacta e exaustiva de todas as actividades relacionadas com o ensaio, assegurando que todos os dados são recolhidos conforme especificado no protocolo.

Pistas de auditoria: Implementar pistas de auditoria para acompanhar as alterações e actualizações do protocolo do estudo e documentos relacionados.

Directrizes de Boas Práticas Clínicas (GCP)

1. Formação em BPC

Formação exaustiva: Garantir que todo o pessoal do ensaio clínico recebe formação abrangente em BPC. A formação deve abranger considerações éticas, direitos dos participantes, integridade dos dados e requisitos regulamentares.

Formação contínua: Fornecer formação contínua e cursos de reciclagem para manter a equipa do estudo actualizada sobre as orientações das BPC e quaisquer alterações nos regulamentos.

2. Conduta ética

Segurança dos participantes: Dar prioridade à segurança e ao bem-estar dos participantes, seguindo as directrizes éticas e assegurando que os participantes são informados e dão o seu consentimento de livre vontade.

Gestão de riscos: Identificar e mitigar os riscos associados ao ensaio, mantendo a transparência com os participantes sobre os potenciais riscos e benefícios.

3. **Conformidade regulamentar**

Cumprimento dos regulamentos: Cumprir todos os requisitos regulamentares aplicáveis, incluindo os regulamentos locais, nacionais e internacionais que regem os ensaios clínicos.

Apresentações regulamentares: Assegurar a apresentação atempada e exacta dos documentos necessários às autoridades regulamentares, incluindo o registo de ensaios, alterações e relatórios de eventos adversos.

4. Garantia de qualidade

Controlo de qualidade: Implementar medidas de controlo de qualidade para verificar se os procedimentos do ensaio são realizados de acordo com o protocolo e as orientações das BPC.

Auditorias e inspecções: Preparar e cooperar com as auditorias e inspecções das autoridades reguladoras, assegurando que todas as actividades e documentação relacionadas com o ensaio estão prontamente disponíveis e organizadas.

5. Integridade dos dados

Recolha exacta de dados: Assegurar que os dados são recolhidos de forma exacta e consistente em todos os centros de ensaio, seguindo as especificações do protocolo.

Gestão segura de dados: Proteger a integridade dos dados através da utilização de sistemas de gestão de dados seguros que impeçam o acesso não autorizado e assegurem a manutenção de registos precisos.

Ao cumprirem rigorosamente o protocolo do estudo e as orientações das GCP, as equipas de ensaios clínicos podem manter os mais elevados padrões de conduta ética, garantir a segurança e os direitos dos participantes e produzir dados fiáveis e credíveis.

Gestão de dados

A gestão de dados é um aspeto crucial dos ensaios clínicos, garantindo a integridade, a segurança e a análise adequada dos dados do estudo. Eis como a gestão de dados é abordada:

Garantir a integridade e a segurança dos dados

Protocolos de recolha de dados: Implementar procedimentos normalizados de recolha de dados para garantir a coerência e a exatidão.

Validação dos dados: Efetuar controlos regulares de validação dos dados para identificar e corrigir erros ou incoerências nos dados recolhidos.

Armazenamento seguro: Armazenar os dados do estudo de forma segura utilizando sistemas electrónicos encriptados ou armazenamento físico bloqueado, limitando o acesso apenas a pessoal autorizado.

Analisar os dados de forma adequada

Plano de Análise Estatística (SAP): Desenvolver um SAP pormenorizado que descreva as análises planeadas e os métodos estatísticos a utilizar.

Cegamento: Implementar técnicas de ocultação ou mascaramento sempre que necessário para minimizar o enviesamento durante a análise dos dados.

Revisão independente: Considerar a revisão independente dos dados do estudo por estatísticos ou comités de monitorização de dados para garantir uma análise imparcial.

Notificação imediata de acontecimentos adversos

Comunicação de acontecimentos adversos: Estabelecer procedimentos para a comunicação rápida e exacta de acontecimentos adversos às autoridades reguladoras e aos comités de ética.

Monitorização da segurança: Implementar uma monitorização de segurança contínua para detetar e comunicar acontecimentos adversos à medida que estes ocorrem durante o ensaio.

Comunicação atempada: Assegurar a comunicação atempada dos acontecimentos adversos às partes interessadas relevantes, incluindo os promotores do estudo, os investigadores e os participantes, se necessário.

Assegurando a integridade e segurança dos dados, analisando-os adequadamente e comunicando prontamente os acontecimentos adversos, as equipas de ensaios clínicos podem manter a qualidade e validade dos resultados do estudo, contribuindo assim para o avanço do conhecimento médico e para a segurança dos doentes.

Comunicação

A comunicação eficaz é essencial para a realização bem sucedida de ensaios clínicos, promovendo a colaboração entre as partes interessadas, assegurando o envolvimento dos participantes e facilitando a tomada de decisões em tempo útil. Eis como a comunicação é gerida:

Comunicação com as partes interessadas

Actualizações regulares: Fornecer actualizações regulares às partes interessadas, incluindo patrocinadores do estudo, investigadores, comissões de ética, autoridades reguladoras e participantes, sobre o progresso do ensaio.

Reuniões e relatórios: Realizar reuniões regulares e preparar relatórios de progresso pormenorizados para analisar as etapas do estudo, discutir desafios e abordar quaisquer questões que surjam.

Comunicação com os participantes

Processo de consentimento informado: Comunicar claramente com os participantes durante o processo de consentimento informado, assegurando que eles compreendem o objetivo, os procedimentos, os riscos e os benefícios do ensaio.

Apoio aos participantes: Manter canais de comunicação abertos com os participantes durante todo o ensaio, prestando-lhes apoio, abordando as suas preocupações e respondendo a quaisquer perguntas que possam ter.

Colaboração e parcerias

Colaboração Interdisciplinar: Promover a colaboração entre as equipas multidisciplinares envolvidas no ensaio, incluindo investigadores, clínicos, estatísticos e gestores de dados.

Parcerias externas: Estabelecer parcerias com organizações externas, instituições de investigação e grupos de defesa dos doentes para apoiar o recrutamento de estudos, o envolvimento dos participantes e a divulgação dos resultados.

Comunicação regulamentar

Conformidade regulamentar: Manter uma comunicação regular com as autoridades reguladoras para garantir a conformidade com os requisitos regulamentares e resolver quaisquer preocupações ou questões regulamentares.

Interação com o comité de ética: Interagir com os comités de ética ou com as comissões de análise institucional para obter a aprovação dos protocolos de estudo, abordar considerações éticas e comunicar acontecimentos adversos.

Comunicação de crise

Planeamento de contingência: Desenvolver planos de contingência para lidar com acontecimentos imprevistos ou crises durante o ensaio, tais como desvios do protocolo, acontecimentos adversos ou desistências de participantes.

Resposta a emergências: Estabelecer procedimentos para responder prontamente a situações de emergência, comunicar com as partes interessadas e aplicar as medidas necessárias para garantir a segurança dos participantes.

Dando prioridade a estratégias de comunicação eficazes ao longo do processo de ensaio clínico, os investigadores podem melhorar a colaboração, a transparência e o envolvimento dos participantes, contribuindo, em última análise, para o sucesso do ensaio e para o avanço da ciência médica.

Manter uma comunicação aberta com os organismos reguladores

Manter uma comunicação aberta com os organismos reguladores é fundamental para garantir a conformidade com os regulamentos, abordar as preocupações e facilitar a realização de ensaios clínicos. Eis como gerir eficazmente esta comunicação:

Apresentação e aprovação regulamentar

Apresentação atempada: Apresentar atempadamente protocolos de estudo, alterações e documentos regulamentares às autoridades regulamentares relevantes.

Documentação completa: Assegurar que toda a documentação necessária está completa, exacta e em conformidade com os requisitos regulamentares antes da apresentação.

Acompanhamento: Monitorizar o progresso das submissões regulamentares e fazer o acompanhamento com as autoridades regulamentares, conforme necessário, para responder a quaisquer questões ou pedidos de informações adicionais.

Comunicação contínua

Actualizações regulares: Fornecer actualizações regulares às autoridades reguladoras sobre o progresso do ensaio, incluindo o estado do registo, desvios do protocolo, eventos adversos e resultados do estudo.

Comunicação atempada: Comunicar prontamente quaisquer acontecimentos adversos graves ou descobertas inesperadas aos organismos reguladores, seguindo os prazos de comunicação prescritos.

Abordar as preocupações regulamentares

Envolvimento proactivo: Envolver-se proactivamente com as autoridades regulamentares para resolver quaisquer preocupações ou questões que possam ter relativamente ao ensaio.

Transparência: Manter a transparência na comunicação, fornecendo informações exactas e completas aos organismos reguladores para facilitar a tomada de decisões informadas.

Controlo da conformidade

Auditorias regulamentares: Preparar e cooperar com auditorias ou inspecções regulamentares, assegurando que toda a documentação e processos necessários estão em conformidade com as normas regulamentares.

Gestão da documentação: Manter a documentação organizada e acessível das comunicações regulamentares, aprovações e actividades de conformidade ao longo do ensaio.

Formação e educação

Formação em matéria de regulamentação: Fornecer formação ao pessoal do estudo sobre requisitos regulamentares, incluindo directrizes GCP, para garantir a compreensão e o cumprimento.

Aprendizagem contínua: Manter-se atualizado sobre as alterações aos regulamentos e orientações relevantes para os ensaios clínicos, incorporando novos requisitos nos processos de ensaio, conforme necessário.

Mantendo uma comunicação aberta com os organismos reguladores, as equipas de ensaios clínicos podem demonstrar conformidade, abordar as preocupações de forma proactiva e promover a confiança e a colaboração, contribuindo, em última análise, para a realização bem sucedida dos ensaios e para a proteção da segurança dos participantes.

Comunicação dos progressos do ensaio às partes interessadas

A comunicação regular e transparente do progresso do ensaio às partes interessadas é essencial para manter a transparência, promover a colaboração e assegurar a realização bem sucedida de ensaios clínicos. Eis como comunicar eficazmente o progresso do ensaio.

Identificação das partes interessadas

Identificar as partes interessadas: Identificar as principais partes interessadas envolvidas no ensaio, incluindo os promotores do estudo, os investigadores, os comités de ética, as autoridades reguladoras e os participantes.

Mecanismos de apresentação de relatórios

Actualizações regulares: Fornecer actualizações regulares às partes interessadas sobre o progresso do ensaio, incluindo o estado do registo, alterações ao protocolo, eventos adversos e marcos do estudo.

Relatórios programados: Estabelecer um calendário para comunicar o progresso do ensaio, como relatórios mensais ou trimestrais, para assegurar a consistência e a previsibilidade da comunicação.

Conteúdo dos relatórios

Estado do registo: Incluir informações sobre os números de inscrição dos participantes, os resultados do rastreio e as estratégias de recrutamento.

Adesão ao protocolo: Relatório sobre a adesão ao protocolo, incluindo quaisquer desvios ou alterações efectuadas durante o ensaio.

Relatórios de segurança: Fornecer actualizações sobre acontecimentos adversos, acontecimentos adversos graves e actividades de monitorização da segurança realizadas durante o ensaio.

Marcos do estudo: Destacar os principais marcos alcançados durante o ensaio, tais como a conclusão das fases do estudo, a recolha de dados e as análises intermédias.

Qualidade dos dados: Discuta as medidas de qualidade dos dados implementadas, incluindo verificações de validação de dados, actividades de monitorização e processos de controlo de qualidade.

Canais de comunicação

Reuniões: Realizar reuniões regulares com as partes interessadas para discutir o progresso do ensaio, abordar preocupações e solicitar feedback.

Relatórios escritos: Preparar relatórios escritos que resumam o progresso do ensaio, que podem ser distribuídos eletronicamente ou apresentados em reuniões.

Portais online: Utilizar plataformas ou portais online para fornecer às partes interessadas acesso a actualizações em tempo real sobre o progresso do ensaio, o estado do registo e os dados de segurança.

Comunicação à medida

Relatórios específicos para o público: Adaptar os métodos de comunicação e de elaboração de relatórios para satisfazer as necessidades e preferências das diferentes partes interessadas.

Claros e concisos: Assegurar que os relatórios são claros, concisos e facilmente compreensíveis, evitando, sempre que possível, o jargão técnico ou a terminologia complexa.

Comunicação bidirecional

Diálogo aberto: Incentivar o diálogo aberto e a comunicação bidirecional com as partes interessadas, permitindo-lhes fazer perguntas, levantar preocupações e dar feedback sobre o progresso do ensaio.

Responder às preocupações: Responder prontamente a quaisquer preocupações ou questões levantadas pelas partes interessadas, dando respostas exactas e atempadas para garantir a transparência e a confiança.

Implementando mecanismos de comunicação eficazes e mantendo uma comunicação aberta com as partes interessadas, as equipas de ensaios clínicos podem manter as partes interessadas informadas, empenhadas e apoiantes ao longo do processo de ensaio, contribuindo, em última análise, para a realização bem sucedida do ensaio e para o avanço da ciência médica.

Publicação de resultados em revistas científicas

Publicar os resultados de ensaios clínicos em revistas científicas é um passo crucial para divulgar os resultados, contribuir para a comunidade científica e informar a prática clínica. Aqui está um guia detalhado para publicar eficazmente os resultados dos seus ensaios clínicos:

Publicar os resultados de um ensaio clínico em revistas científicas é um passo fundamental na divulgação dos resultados, contribuindo para a literatura científica e informando a prática clínica. Eis um guia para publicar eficazmente os resultados de um ensaio:

Preparar a publicação

Análise e interpretação de dados

Análise de dados: Efetuar uma análise estatística exaustiva dos dados do ensaio, de acordo com o plano de análise estatística (SAP) predefinido.

Interpretação: Interpretar os resultados do estudo no contexto da pergunta de investigação, da conceção do estudo e da literatura relevante.

Preparação do manuscrito

Escrever o manuscrito: Preparar um manuscrito estruturado de acordo com as directrizes da revista, incluindo secções como introdução, métodos, resultados, discussão e conclusão.

Cumprir as directrizes de comunicação: Assegurar a conformidade com as directrizes de comunicação específicas para ensaios clínicos, tais como CONSORT para ensaios controlados aleatórios ou STROBE para estudos observacionais.

Seleção de um diário

Público-alvo e âmbito de aplicação

Público-alvo: Identificar revistas com leitores relevantes para o tópico, metodologia e resultados do estudo.

Âmbito: Avaliar se o âmbito da revista está de acordo com a conceção, os objectivos e os resultados do estudo.

Fator de impacto e reputação

Fator de impacto: Considerar o fator de impacto da revista como um indicador da sua visibilidade e influência na comunidade científica.

Reputação: Avaliar a reputação, credibilidade e normas editoriais da revista através de factores como o processo de revisão por pares, os membros do conselho editorial e o historial de publicações.

Processo de apresentação

Preparação do manuscrito

Formatação: Formatar o manuscrito de acordo com as directrizes da revista, incluindo tipo de letra, espaçamento, estilo de citação e formato de referência.

Carta de apresentação: Escreva uma carta de apresentação concisa descrevendo a importância do estudo, a sua contribuição para a área e a razão pela qual é adequado para publicação na revista.

Revisão por pares

Processo de revisão por pares: Submeter o manuscrito para revisão por pares, onde peritos independentes avaliam a validade científica, a metodologia e a interpretação dos resultados do estudo.

Responder aos comentários dos revisores: Responder aos comentários dos revisores de forma construtiva, revendo o manuscrito conforme necessário para melhorar a clareza, exatidão e relevância.

Pós-aceitação

Revisão de provas e correcções

Revisão de provas: Rever a versão final do manuscrito quanto à exatidão, consistência e formatação antes da publicação.

Correcções: Efetuar as correcções ou revisões necessárias solicitadas pela equipa editorial da revista.

Publicação e divulgação

Data de publicação: Aguardar a data de publicação determinada pela revista, após a qual o manuscrito estará acessível aos leitores.

Divulgação: Partilhar o artigo publicado com colegas, colaboradores e partes interessadas através de vários canais, como as redes sociais, conferências e redes académicas.

Seguindo estes passos e boas práticas, os investigadores podem publicar eficazmente os resultados dos seus ensaios clínicos em revistas científicas, contribuindo para o avanço do conhecimento, para a prática baseada em evidências e para os cuidados dos doentes.

PARTE II

Responsabilidades em ensaios clínicos

2. Responsabilidades em ensaios clínicos

No contexto dos ensaios clínicos, as responsabilidades referem-se normalmente a riscos ou obrigações que um promotor, investigador ou outras partes envolvidas podem enfrentar. Estas responsabilidades podem surgir de várias fontes, incluindo considerações legais, éticas, financeiras e regulamentares. Seguem-se algumas responsabilidades comuns em ensaios clínicos:

Segurança dos doentes: A principal preocupação nos ensaios clínicos é a segurança e o bem-estar dos participantes. Quaisquer danos ou acontecimentos adversos sofridos pelos participantes no ensaio podem levar a responsabilidades legais para o promotor, investigador ou instituição que realiza o ensaio.

Consentimento informado: É fundamental garantir que os participantes compreendem plenamente os riscos e benefícios da participação no ensaio. A não obtenção de um consentimento informado correto dos participantes pode resultar em responsabilidades legais e éticas.

Conformidade regulamentar: Os ensaios clínicos devem cumprir os regulamentos e directrizes estabelecidos por organismos reguladores como a FDA (Food and Drug Administration) nos Estados Unidos ou a EMA (European Medicines Agency) na Europa. A não conformidade com estes regulamentos pode levar a penalizações e responsabilidades legais.

Integridade dos dados: É essencial manter a integridade e a confidencialidade dos dados do ensaio. Quaisquer violações da segurança dos dados ou a sua manipulação podem conduzir a responsabilidades legais e financeiras.

Responsabilidade pelo produto: Se o produto experimental que está a ser testado no ensaio causar danos aos participantes, o promotor pode enfrentar reclamações de responsabilidade pelo produto. Isto é particularmente significativo em ensaios que envolvem produtos farmacêuticos ou dispositivos médicos.

Obrigações financeiras: Os promotores e outras partes interessadas são responsáveis por cobrir os custos associados ao ensaio, incluindo a indemnização dos participantes, os honorários do investigador e as despesas relacionadas com acontecimentos adversos. O não cumprimento destas obrigações financeiras pode resultar em responsabilidades legais.

Considerações éticas: Os ensaios devem ser conduzidos de forma ética, respeitando os direitos e a dignidade dos participantes. Qualquer comportamento não ético, como a coação ou o engano, pode conduzir a responsabilidades legais e de reputação.

Para mitigar estas responsabilidades, os patrocinadores e investigadores implementam frequentemente protocolos rigorosos, cumprem os requisitos regulamentares, mantêm documentação completa e obtêm cobertura de seguro adequada. Além disso, os comités de supervisão ética, como os Institutional Review Boards (IRBs) ou Comités de Ética (ECs), desempenham um papel crucial para garantir que os ensaios são realizados de forma responsável e ética.

2.1 Conformidade regulamentar:

A conformidade regulamentar é fundamental nos ensaios clínicos para garantir a segurança dos participantes e a integridade dos dados. Eis mais alguns pormenores sobre como a não conformidade regulamentar pode levar a responsabilidades.

Sanções legais: As agências reguladoras, como a FDA e a EMA, têm autoridade para impor multas e outras penalidades a patrocinadores, investigadores ou instituições que não cumpram as suas directrizes. Estas sanções podem ser substanciais e podem incluir multas monetárias, restrições a futuras actividades de investigação ou mesmo acusações criminais em casos de má conduta grave.

Suspensão do ensaio: Se as agências reguladoras determinarem que um ensaio não está a ser conduzido de acordo com os regulamentos, têm autoridade para suspender ou terminar o ensaio. Isto pode perturbar o processo de investigação, levar a atrasos no desenvolvimento do produto e prejudicar a reputação do promotor ou investigador.

Acções legais: Casos graves de má conduta ou fraude em ensaios clínicos podem resultar em acções legais, incluindo processos civis ou acusações criminais. Por exemplo, se for descoberto que os dados foram falsificados ou que os doentes foram prejudicados devido a negligência, os responsáveis podem enfrentar consequências legais, tais como multas, prisão ou responsabilidade civil por danos.

Para evitar estas consequências, os promotores e os investigadores devem aderir diligentemente aos requisitos regulamentares, manter uma documentação exacta e transparente e abordar prontamente quaisquer questões ou preocupações levantadas pelas autoridades regulamentares. Além disso, a promoção de uma cultura de conformidade e conduta ética na equipa de investigação é essencial para reduzir o risco de violações regulamentares.

O não cumprimento das directrizes da FDA, EMA ou outras directrizes regulamentares pode resultar em sanções legais

A conformidade regulamentar é fundamental no domínio dos ensaios clínicos, uma vez que o não cumprimento das directrizes estabelecidas pelas agências regulamentares, como a FDA (Food and Drug Administration) nos Estados Unidos ou a EMA (European Medicines Agency) na Europa, pode levar a sanções legais. Estas sanções podem ter consequências graves para os promotores, investigadores e outras partes envolvidas no processo de ensaio clínico. A FDA e a EMA estabeleceram regulamentos e directrizes abrangentes para garantir a segurança, eficácia e conduta ética dos ensaios clínicos. Estes regulamentos abrangem vários aspectos da realização de ensaios, incluindo o recrutamento de participantes, o consentimento informado, a integridade dos dados e a comunicação de acontecimentos adversos.

Se um promotor ou investigador não cumprir estes regulamentos, pode enfrentar sanções legais, tais como:

Coimas: As agências reguladoras têm autoridade para impor multas monetárias a promotores, investigadores ou instituições que violem os requisitos regulamentares. Estas coimas podem variar em termos de gravidade, dependendo da natureza e extensão da infração.

Restrições: Para além das coimas, as agências reguladoras podem impor restrições à realização de futuros ensaios clínicos pela parte infratora. Isto pode incluir a exigência de supervisão adicional, a imposição de limitações aos tipos de ensaios que podem ser realizados ou mesmo a suspensão total da capacidade da organização para realizar investigação clínica.

Acções judiciais: Em casos de violações graves ou repetidas, as agências reguladoras podem intentar acções judiciais contra as partes responsáveis. Isto pode envolver acções judiciais civis para obter indemnizações ou medidas cautelares ou, em casos extremos, acusações criminais por má conduta ou fraude grave.

Perda de aprovação: As agências reguladoras têm autoridade para revogar ou recusar a aprovação de novos medicamentos, produtos biológicos ou dispositivos médicos se determinarem que os dados apresentados em apoio do pedido foram obtidos através de meios não conformes ou fraudulentos.

Para evitar estas penalizações legais, os promotores e investigadores devem garantir o cumprimento rigoroso dos requisitos regulamentares em todas as fases do processo de ensaio clínico. Isto inclui a manutenção de documentação exacta e completa, a resolução imediata de quaisquer preocupações levantadas pelas agências reguladoras e a implementação de programas robustos de garantia de qualidade e conformidade. Além disso, a promoção de uma cultura de conduta ética e transparência na equipa de investigação é essencial para reduzir o risco de violações regulamentares.

A má conduta ou fraude pode levar à suspensão do julgamento e a acções judiciais

A má conduta ou fraude em ensaios clínicos pode ter consequências graves, incluindo a suspensão do ensaio e acções judiciais. Eis como:

Suspensão do ensaio: As agências reguladoras, como a FDA ou a EMA, têm autoridade para suspender ou terminar ensaios clínicos se houver provas de má conduta ou fraude. Esta suspensão pode ocorrer durante qualquer fase do ensaio, desde o recrutamento até à análise dos dados. A suspensão tem como objetivo proteger a segurança e os direitos dos participantes no ensaio e garantir a integridade dos dados do ensaio. Uma vez suspenso, o ensaio não pode prosseguir até que as questões que levaram à suspensão sejam resolvidas a contento das autoridades reguladoras.

Acções legais: A má conduta ou fraude em ensaios clínicos pode levar a acções legais contra as partes responsáveis. Isto pode incluir acções judiciais civis, em que as partes afectadas ou as agências reguladoras procuram obter indemnizações ou outras soluções para os danos causados pela má conduta. Em casos graves, podem ser apresentadas acusações criminais contra indivíduos ou organizações envolvidas na fraude. As acções judiciais podem resultar em multas, penalizações, perda de licenças profissionais e até prisão para os culpados de má conduta ou fraude.

A má conduta ou fraude em ensaios clínicos mina a confiança e a credibilidade da comunidade científica e pode ter consequências de grande alcance para a saúde pública e a segurança dos doentes. Para prevenir e tratar a má conduta ou fraude, as agências reguladoras estabeleceram directrizes rigorosas e mecanismos de supervisão, incluindo auditorias, inspecções e investigações. Além disso, as instituições de investigação e os patrocinadores devem dar prioridade à conduta ética, à transparência e à responsabilidade ao longo de todo o processo de investigação.

2.2 Segurança (voluntária) dos participantes

A segurança dos participantes é fundamental nos ensaios clínicos, e qualquer dano aos participantes pode ter implicações legais e éticas significativas. Eis como:

Acções judiciais e pedidos de indemnização: Se os participantes sofrerem danos ou acontecimentos adversos como resultado da sua participação num ensaio clínico, podem ter motivos para intentar acções judiciais contra o patrocinador, investigador ou instituição responsável pela realização do ensaio. Estas acções judiciais podem pedir uma indemnização por despesas médicas, dor e sofrimento e outros danos resultantes dos danos sofridos durante o ensaio. Mesmo que o dano não tenha sido intencional, a negligência ou a incapacidade de proteger adequadamente os participantes pode resultar em responsabilidade legal para as partes responsáveis.

Violações éticas: As violações éticas, como a não obtenção do consentimento informado, a coerção dos participantes ou a monitorização inadequada da segurança dos participantes, podem prejudicar gravemente a credibilidade da instituição e dos investigadores envolvidos no ensaio. As violações éticas minam a confiança no processo de investigação e podem ter consequências duradouras em termos de reputação para os indivíduos e organizações envolvidos. Para além das ramificações legais, as violações éticas podem resultar em acções disciplinares por parte de organismos reguladores profissionais e na exclusão de futuras oportunidades de investigação.

Para mitigar estes riscos e dar prioridade à segurança dos participantes, os promotores, investigadores e instituições de investigação devem aderir a normas éticas e regulamentares rigorosas em todas as fases do processo de ensaio clínico. Isto inclui a obtenção do consentimento informado dos participantes, a implementação de protocolos de monitorização de segurança robustos e a resolução imediata de quaisquer preocupações ou acontecimentos adversos que surjam durante o ensaio. Além disso, manter uma comunicação aberta com os participantes e garantir a transparência no processo de investigação pode ajudar a criar confiança e minimizar a probabilidade de danos ou violações éticas.

Os danos causados aos participantes podem dar origem a acções judiciais e pedidos de indemnização

Os danos causados aos participantes em ensaios clínicos podem, de facto, dar origem a processos judiciais e pedidos de indemnização contra os patrocinadores, investigadores ou instituições envolvidas. Eis como:

Responsabilidade legal: Os patrocinadores, investigadores e instituições de ensaios clínicos têm o dever legal de garantir a segurança e o bem-estar dos participantes. Se os participantes sofrerem danos ou acontecimentos adversos durante o ensaio devido a negligência, má conduta ou incumprimento dos protocolos estabelecidos, podem ter motivos para intentar acções judiciais contra as partes responsáveis.

Pedidos de indemnização por negligência: Os participantes podem alegar que o dano que sofreram foi resultado de negligência por parte do promotor, investigador ou instituição. Isto pode incluir a incapacidade de selecionar adequadamente os participantes para elegibilidade, monitorização inadequada da segurança dos participantes durante o ensaio, ou incapacidade de tratar prontamente os acontecimentos adversos.

Violação de deveres: Os tribunais podem considerar que os promotores, investigadores ou instituições violaram o seu dever de cuidado para com os participantes ao não fornecerem proteção adequada contra danos. Esta violação do dever pode resultar em responsabilidade legal por quaisquer danos sofridos pelos participantes em resultado da violação.

Pedidos de indemnização: Os participantes que sofrem danos durante um ensaio clínico podem pedir uma indemnização por uma variedade de danos, incluindo despesas médicas, salários perdidos, dor e sofrimento e outras perdas económicas e não económicas resultantes dos danos sofridos.

Para mitigar o risco de processos judiciais e pedidos de indemnização relacionados com danos nos participantes, os promotores, investigadores e instituições devem dar prioridade à segurança dos participantes em todas as fases do processo de ensaio clínico. Isto inclui a realização de avaliações de risco completas, a obtenção do consentimento informado dos participantes, a implementação de protocolos de monitorização de segurança robustos e a resolução imediata de quaisquer eventos adversos que ocorram durante o ensaio. Além disso, a manutenção de uma documentação exaustiva do processo de ensaio e a adesão aos requisitos regulamentares podem ajudar a demonstrar a conformidade e a atenuar a responsabilidade legal em caso de danos nos participantes.

As violações éticas podem prejudicar a credibilidade da instituição e dos investigadores

As violações éticas nos ensaios clínicos podem prejudicar gravemente a credibilidade da instituição e dos investigadores envolvidos. Eis como:

Perda de confiança: As violações éticas corroem a confiança na integridade e nas intenções dos investigadores e da instituição que conduz o ensaio. Os participantes, patrocinadores, agências reguladoras e o público em geral confiam na conduta ética dos investigadores para garantir que os direitos e o bem-estar dos participantes sejam protegidos. Quando ocorrem violações éticas, a confiança na instituição e nos investigadores pode ser irreparavelmente afetada.

Danos à reputação: As violações éticas podem levar a publicidade negativa e ao escrutínio público, resultando em danos significativos à reputação da instituição e dos investigadores envolvidos. A atenção dos meios de comunicação social que destacam lapsos éticos em ensaios clínicos pode manchar a reputação da instituição e dos indivíduos associados à investigação, afectando potencialmente futuras oportunidades de financiamento, colaborações e perspectivas de carreira.

Consequências profissionais: Os investigadores que tenham incorrido em violações éticas podem ser alvo de acções disciplinares por parte de organizações profissionais, instituições académicas ou organismos reguladores. Isto pode incluir sanções como a perda de privilégios de investigação, a suspensão ou revogação de licenças profissionais ou a expulsão de associações profissionais. Estas consequências podem ter efeitos duradouros nas carreiras e na posição profissional dos indivíduos envolvidos.

Impacto na investigação futura: As infracções éticas podem ter implicações mais amplas na capacidade da instituição para realizar investigação futura. As agências reguladoras, os organismos de financiamento e os colaboradores de investigação podem hesitar em trabalhar com instituições ou investigadores com um historial de má conduta ética, limitando potencialmente as oportunidades de futuras colaborações e financiamentos de investigação.

Para mitigar o risco de violações éticas e salvaguardar a sua credibilidade, os investigadores e as instituições devem dar prioridade à conduta ética e aderir às directrizes e regulamentos estabelecidos que regem a realização de ensaios clínicos. Isto inclui obter o consentimento informado dos participantes, garantir a segurança dos participantes, manter a integridade dos dados da investigação e comunicar prontamente quaisquer preocupações ou violações éticas aos organismos de supervisão adequados. Além disso, a promoção de uma cultura de responsabilidade ética e de responsabilização no seio da comunidade de investigação pode ajudar a evitar lapsos éticos e a proteger a credibilidade das instituições e dos investigadores.

2.3 Gestão de dados

A gestão de dados é um aspeto crítico dos ensaios clínicos e as violações nesta área podem ter consequências jurídicas e de reputação significativas. Eis como:

Violações de segurança e privacidade de dados: Os dados de ensaios clínicos contêm frequentemente informações sensíveis sobre os participantes, incluindo informações pessoais de saúde. As violações da segurança e privacidade dos dados, como o acesso não autorizado, o roubo de dados ou a divulgação acidental, podem ter consequências legais ao abrigo das leis de proteção de dados, como a HIPAA (Health Insurance Portability and Accountability Act) nos Estados Unidos ou a GDPR (General Data Protection Regulation) na Europa. As agências reguladoras podem impor multas e penalizações por violações, e os indivíduos afectados podem intentar acções judiciais contra as partes responsáveis por danos resultantes da violação.

Integridade dos dados: Dados exactos e fiáveis são essenciais para tirar conclusões válidas dos ensaios clínicos. Dados inexactos ou fraudulentos podem comprometer a integridade dos resultados do ensaio, conduzindo a conclusões inválidas e a decisões médicas potencialmente prejudiciais baseadas em provas erradas. Para além de comprometerem a validade científica do ensaio, os dados inexactos podem resultar em perdas financeiras para os promotores, danos na sua reputação e escrutínio regulamentar.

Conformidade regulamentar: As agências reguladoras, como a FDA e a EMA, exigem que os promotores e investigadores mantenham registos precisos e completos dos dados dos ensaios clínicos para garantir a conformidade com as normas reguladoras. O não cumprimento destes requisitos pode resultar em sanções regulamentares, incluindo multas, suspensão das actividades de ensaio ou recusa da aprovação do produto.

Danos à reputação: As falhas na gestão de dados, como as violações da segurança ou integridade dos dados, podem prejudicar a reputação dos promotores, investigadores e instituições envolvidas no ensaio. A publicidade negativa em torno das violações de dados pode corroer a confiança no processo de investigação e impedir a participação em futuros ensaios. Reconstruir a confiança e a credibilidade após um incidente de gestão de dados pode ser um desafio e pode exigir recursos e esforços significativos.

Para mitigar os riscos associados à gestão de dados em ensaios clínicos, os promotores, investigadores e instituições de investigação devem implementar medidas robustas de segurança de dados, tais como encriptação, controlos de acesso e auditorias de segurança regulares, para proteger os dados sensíveis dos ensaios contra o acesso ou divulgação não autorizados. Além disso, a manutenção de procedimentos abrangentes de gestão de dados, incluindo validação de dados, controlo de qualidade e práticas de documentação, pode ajudar a garantir a exatidão e integridade dos dados do ensaio e facilitar a conformidade regulamentar. Investir na formação e educação do pessoal de investigação sobre as melhores práticas de gestão de dados e os requisitos regulamentares é também essencial para evitar erros e violações na gestão de dados.

As violações da segurança e da privacidade dos dados podem ter consequências legais

As violações da segurança e da privacidade dos dados em ensaios clínicos podem ter consequências jurídicas graves. Eis como:

Responsabilidade legal: Os patrocinadores, investigadores e instituições de ensaios clínicos têm a responsabilidade legal de proteger a privacidade e a segurança dos dados dos participantes. As violações da segurança dos dados, como o acesso não autorizado, o roubo de dados ou a divulgação acidental, podem resultar em responsabilidade legal ao abrigo das leis e regulamentos de proteção de dados. Por exemplo, nos Estados Unidos, a Health Insurance Portability and Accountability Act (HIPAA) impõe requisitos rigorosos para a proteção de informações de saúde individualmente identificáveis, com potenciais sanções civis e penais em caso de violação.

Sanções regulamentares: As agências reguladoras, como a FDA nos Estados Unidos ou a EMA na Europa, exigem que os promotores e investigadores cumpram os regulamentos que regem a proteção dos dados dos participantes em ensaios clínicos. O não cumprimento destes requisitos pode resultar em sanções regulamentares, incluindo multas, suspensão das actividades do ensaio ou recusa da aprovação do produto. As agências reguladoras também podem exigir acções correctivas, como a implementação de medidas de segurança adicionais ou a realização de auditorias, para resolver violações da segurança dos dados.

Acções judiciais civis: Os indivíduos cujos dados são comprometidos numa violação de segurança de dados podem intentar acções judiciais civis contra as partes responsáveis por danos resultantes da violação. Estes danos podem incluir perdas financeiras, roubo de identidade, angústia emocional ou outros danos sofridos em resultado da violação. As acções judiciais colectivas, que representam grupos de indivíduos afectados, também são comuns em casos de violações de dados em grande escala.

Danos à reputação: As violações da segurança dos dados podem prejudicar a reputação dos promotores, investigadores e instituições envolvidas no ensaio clínico. A publicidade negativa em torno das violações de dados pode corroer a confiança no processo de investigação e impedir a participação em futuros ensaios. Reconstruir a confiança e a credibilidade após um incidente de violação de dados pode ser um desafio e pode exigir recursos e esforços significativos.

Para mitigar os riscos associados a violações da segurança de dados em ensaios clínicos, os promotores, investigadores e instituições de investigação devem implementar medidas robustas de segurança de dados, como encriptação, controlos de acesso e auditorias de segurança regulares, para proteger os dados sensíveis dos ensaios contra o acesso ou divulgação não autorizados. Além disso, a formação e a educação do pessoal de investigação sobre as melhores práticas de segurança de dados e os requisitos regulamentares são essenciais para evitar violações de dados. Responder prontamente às violações de dados, notificando os indivíduos afectados e as autoridades reguladoras e tomando as medidas correctivas adequadas, pode ajudar a minimizar as consequências legais e de reputação dos incidentes de segurança de dados.

Dados incorrectos podem invalidar o ensaio e resultar em prejuízos financeiros e para a reputação

A inexatidão dos dados nos ensaios clínicos pode ter consequências significativas, conduzindo a danos financeiros e de reputação. Eis como:

Resultados de ensaios inválidos: Dados imprecisos podem comprometer a integridade dos resultados do ensaio, tornando-os inválidos para tirar conclusões significativas. Isto pode ocorrer devido a vários factores, tais como erros de introdução de dados, desvios de protocolo ou manipulação intencional de dados. Os resultados inválidos dos ensaios comprometem a validade científica da investigação e podem levar a conclusões incorrectas sobre a segurança e a eficácia do produto experimental.

Controlo regulamentar: As agências reguladoras, como a FDA ou a EMA, exigem que os patrocinadores e investigadores mantenham dados precisos e fiáveis durante todo o processo de ensaio clínico. Dados imprecisos podem desencadear um escrutínio regulamentar e podem resultar em atrasos no processo de aprovação ou na rejeição da candidatura do produto. As agências reguladoras também podem impor multas ou outras sanções por violações da integridade dos dados.

Perdas financeiras: Dados imprecisos podem resultar em perdas financeiras para os patrocinadores e investidores no ensaio clínico. Se os resultados do ensaio forem invalidados devido à imprecisão dos dados, os promotores podem ter de repetir o ensaio ou realizar estudos adicionais para gerar dados fiáveis, o que conduz a um aumento dos custos e a atrasos no desenvolvimento do produto. Além disso, os promotores podem enfrentar responsabilidades legais e pedidos de indemnização das partes afectadas por danos resultantes de dados incorrectos.

Danos à reputação: Dados inexactos podem prejudicar a reputação dos promotores, investigadores e instituições envolvidas no ensaio clínico. A publicidade negativa em torno de imprecisões de dados pode corroer a confiança no processo de investigação e impedir a participação em ensaios futuros. Reconstruir a confiança e a credibilidade após um incidente de exatidão de dados pode ser um desafio e pode exigir recursos e esforços significativos.

Para mitigar os riscos associados a dados imprecisos em ensaios clínicos, os promotores, investigadores e instituições de investigação devem implementar procedimentos robustos de gestão de dados para garantir a exatidão e fiabilidade dos dados do ensaio. Isto inclui a formação exaustiva do pessoal de investigação em procedimentos de recolha, introdução e verificação de dados, bem como a implementação de medidas de controlo de qualidade para detetar e corrigir prontamente os erros de dados. Além disso, a manutenção de uma documentação exaustiva do processo de ensaio e a adesão aos requisitos regulamentares podem ajudar a demonstrar a conformidade e a reduzir os riscos legais e de reputação associados a imprecisões nos dados.

2.4 Passivos financeiros

As responsabilidades financeiras são uma preocupação significativa nos ensaios clínicos e a má gestão dos fundos pode ter consequências graves. Eis como:

Controlo jurídico: Os promotores de ensaios clínicos são responsáveis por gerir os fundos atribuídos para fins de investigação de uma forma transparente e responsável. A má gestão de fundos, como desvio, fraude ou uso indevido de fundos para fins não autorizados, pode levar ao escrutínio legal de agências reguladoras, órgãos de financiamento e outras partes interessadas. Isto pode resultar em multas, sanções ou acções legais contra as partes responsáveis, incluindo patrocinadores, investigadores ou instituições de investigação.

Perda de financiamento: A má gestão financeira ou discrepâncias na utilização dos fundos podem corroer a confiança entre os organismos financiadores, levando potencialmente à perda de financiamento para o ensaio. As entidades financiadoras, tais como agências governamentais, empresas farmacêuticas ou organizações filantrópicas, podem reter ou cessar o financiamento se tiverem dúvidas sobre a integridade das práticas de gestão financeira. A perda de financiamento pode perturbar o ensaio, atrasar as actividades de investigação e pôr em risco a conclusão do estudo.

Custos imprevistos: Os ensaios clínicos são empreendimentos complexos e de recursos intensivos, e podem surgir custos imprevistos durante o decurso do ensaio. Estes podem incluir despesas inesperadas relacionadas com o recrutamento de participantes, monitorização do centro, conformidade regulamentar ou tratamento de eventos adversos. A incapacidade de orçamentar adequadamente estes custos imprevistos pode afetar os recursos financeiros do promotor e pode resultar em atrasos ou na conclusão do ensaio.

Para mitigar as responsabilidades financeiras nos ensaios clínicos, os promotores, investigadores e instituições de investigação devem estabelecer práticas de gestão financeira robustas e garantir a transparência e a responsabilidade na utilização dos fundos. Isto inclui o desenvolvimento de planos orçamentais detalhados, a monitorização rigorosa das despesas e a implementação de controlos internos para evitar a má gestão financeira. Além disso, os promotores devem realizar auditorias e análises financeiras regulares para identificar quaisquer discrepâncias ou irregularidades e tomar medidas correctivas imediatas para as resolver. Uma comunicação aberta com os organismos de financiamento e outras partes interessadas sobre questões orçamentais e potenciais riscos financeiros pode ajudar a atenuar o impacto de custos imprevistos e a manter a confiança na integridade do ensaio.

A má gestão dos fundos pode levar a um controlo jurídico e à perda de financiamento

A má gestão de fundos em ensaios clínicos pode ter consequências graves, incluindo o escrutínio legal e a perda de financiamento. Eis como:

Controlo legal: As agências reguladoras e os organismos de financiamento monitorizam de perto a utilização de fundos em ensaios clínicos para garantir a transparência, a responsabilidade e o cumprimento dos regulamentos e directrizes. A má gestão de fundos, como o desvio, a fraude ou a atribuição incorrecta de fundos, pode desencadear um escrutínio e investigações legais. As agências reguladoras podem impor multas, sanções ou acções legais contra as partes responsáveis, incluindo patrocinadores, investigadores ou instituições de investigação. Podem também ser intentadas acções penais em casos de má conduta financeira grave.

Perda de financiamento: Os organismos de financiamento, incluindo agências governamentais, empresas farmacêuticas e organizações sem fins lucrativos, dependem da utilização responsável dos fundos para apoiar projectos de investigação clínica. A má gestão de fundos pode corroer a confiança entre os organismos de financiamento, levando à perda de financiamento para o ensaio. O financiamento pode ser retido, suspenso ou terminado se existirem preocupações sobre a integridade das práticas de gestão financeira ou se os fundos estiverem a ser mal utilizados ou desviados. A perda de financiamento pode perturbar o ensaio, atrasar as actividades de investigação e pôr em risco a conclusão do estudo.

Danos à reputação: A má gestão de fundos em ensaios clínicos pode prejudicar a reputação dos patrocinadores, investigadores e instituições de investigação envolvidos. A publicidade negativa em torno da má conduta financeira pode corroer a confiança no processo de investigação e impedir a participação em futuros ensaios. Reconstruir a confiança e a credibilidade após um incidente de má gestão financeira pode ser um desafio e pode exigir recursos e esforços significativos.

Para mitigar os riscos associados à má gestão de fundos em ensaios clínicos, os promotores, investigadores e instituições de investigação devem estabelecer práticas sólidas de gestão financeira e garantir a transparência e a responsabilidade na utilização dos fundos. Isto inclui o desenvolvimento de planos orçamentais detalhados, a implementação de controlos internos e mecanismos de supervisão, a realização de auditorias e revisões financeiras regulares e a resolução imediata de quaisquer discrepâncias ou irregularidades. Uma comunicação aberta com os organismos de financiamento e as agências reguladoras sobre as práticas de gestão financeira e os riscos potenciais pode ajudar a atenuar o impacto da má gestão dos fundos e a manter a confiança na integridade do ensaio.

Custos imprevistos podem pôr em causa a conclusão do ensaio

Os custos imprevistos podem, de facto, representar um risco significativo para a conclusão dos ensaios clínicos. Eis porquê:

Restrições Orçamentais: Os ensaios clínicos funcionam normalmente com orçamentos predefinidos que são atribuídos a vários aspectos da investigação, incluindo o recrutamento de participantes, monitorização do centro, gestão de dados e conformidade regulamentar. Custos imprevistos, tais como aumentos inesperados no registo de participantes, requisitos de ensaios adicionais ou obstáculos regulamentares imprevistos, podem sobrecarregar o orçamento disponível e levar a desafios financeiros para o ensaio.

Afetação de recursos: Os custos imprevistos podem exigir a reafectação de recursos, como pessoal, equipamento ou financiamento, para responder às necessidades emergentes do ensaio. Isto pode perturbar o calendário planeado e o fluxo de trabalho do ensaio, levando a atrasos nas actividades de investigação e potencialmente pondo em risco a conclusão do estudo dentro do prazo especificado.

Atrasos nos ensaios: As restrições financeiras resultantes de custos imprevistos podem levar a atrasos em actividades críticas do ensaio, como o recrutamento de participantes, a recolha de dados e a análise. Os atrasos nestas actividades podem prolongar a duração do ensaio e aumentar os custos globais, agravando ainda mais os desafios financeiros e potencialmente impedindo a conclusão do estudo.

Risco de encerramento: Em casos graves, os custos imprevistos podem exceder o orçamento disponível a tal ponto que os promotores ou organismos de financiamento podem considerar a hipótese de terminar o ensaio prematuramente. Isto pode ocorrer se os encargos financeiros da continuação do ensaio ultrapassarem os potenciais benefícios ou se o ensaio deixar de ser financeiramente viável devido a restrições orçamentais.

Para mitigar o risco de custos imprevistos que comprometam a conclusão dos ensaios clínicos, os promotores, investigadores e instituições de investigação devem efetuar avaliações de risco minuciosas e desenvolver planos orçamentais abrangentes que contemplem potenciais contingências e despesas imprevistas. Além disso, a manutenção de uma comunicação aberta com os organismos de financiamento e as agências reguladoras sobre questões orçamentais e potenciais riscos financeiros pode ajudar a identificar precocemente os desafios e facilitar soluções proactivas para os resolver. A flexibilidade na gestão do orçamento e no planeamento de contingências também pode ajudar a atenuar o impacto de custos imprevistos e a garantir a conclusão bem sucedida do ensaio dentro do prazo especificado e das restrições orçamentais.

Melhores práticas de gestão de ensaios clínicos

Gerir eficazmente os aspectos financeiros dos ensaios clínicos é crucial para garantir a conclusão bem sucedida da investigação dentro dos limites orçamentais. Eis algumas das melhores práticas para gerir as responsabilidades financeiras em ensaios clínicos:

Desenvolver um plano orçamental detalhado: Comece por desenvolver um plano orçamental abrangente que inclua todos os custos previstos associados ao ensaio, incluindo pessoal, equipamento, recrutamento de participantes, gestão de dados, monitorização, taxas regulamentares e despesas gerais. Considere potenciais contingências e custos imprevistos ao criar o orçamento.

Monitorizar as despesas de perto: Acompanhar de perto as despesas do ensaio ao longo da duração do estudo para garantir que as despesas se mantêm dentro do orçamento atribuído. Implementar controlos financeiros e mecanismos de supervisão para monitorizar as despesas, rever facturas e reconciliar transacções financeiras regularmente.

Negociar custos: Negociar com vendedores, fornecedores e prestadores de serviços para obter preços competitivos para bens e serviços necessários para o ensaio, tais como testes laboratoriais, serviços de imagiologia e produtos experimentais. Explorar oportunidades para medidas de redução de custos, tais como compras a granel ou taxas de desconto.

Atribuir recursos de forma sensata: Atribuir recursos estrategicamente para dar prioridade às actividades essenciais do ensaio e otimizar a utilização dos fundos disponíveis. Considere factores como objectivos de recrutamento de participantes, seleção do local, métodos de recolha de dados e requisitos de conformidade regulamentar ao atribuir recursos.

Planear custos imprevistos: Antecipar potenciais contingências e custos imprevistos que possam surgir durante o ensaio, tais como alterações ao protocolo, visitas de monitorização adicionais, esforços de retenção de participantes ou inspecções regulamentares. Ponha de lado fundos de contingência ou estabeleça um orçamento de reserva para cobrir despesas inesperadas, conforme necessário.

Procurar financiamento adicional: Identificar potenciais fontes de financiamento para apoiar o ensaio, incluindo subvenções, contribuições de patrocinadores, donativos filantrópicos ou acordos de colaboração. Explorar oportunidades de financiamento suplementar para cobrir défices orçamentais ou expandir o âmbito da investigação.

Respeitar as restrições orçamentais: Cumprir rigorosamente as restrições orçamentais e evitar gastos excessivos ou desnecessários que possam afetar os recursos financeiros. Dar prioridade a estratégias rentáveis e a decisões de afetação de recursos para maximizar a eficiência e a sustentabilidade do ensaio.

Realizar revisões financeiras: Efetuar análises e auditorias financeiras regulares para avaliar a saúde financeira do ensaio e identificar quaisquer discrepâncias, irregularidades ou áreas a melhorar. Abordar prontamente quaisquer questões ou preocupações financeiras para evitar derrapagens orçamentais ou má gestão financeira.

Documentar as transacções financeiras: Manter uma documentação completa e precisa de todas as transacções financeiras relacionadas com o ensaio, incluindo recibos, facturas, contratos e relatórios financeiros. Manter registos detalhados das dotações orçamentais, despesas e fontes de financiamento para facilitar a gestão financeira e a elaboração de relatórios.

Comunicar de forma transparente: Manter uma comunicação aberta e transparente com os promotores, as partes interessadas e as agências reguladoras relativamente a questões financeiras relacionadas com o ensaio. Fornecer actualizações regulares sobre a situação orçamental, as tendências das despesas e o desempenho financeiro para garantir o alinhamento e a responsabilização.

Ao implementar estas melhores práticas de gestão de passivos financeiros em ensaios clínicos, os gestores de ensaios podem otimizar os recursos financeiros, minimizar os riscos orçamentais e garantir a conclusão bem sucedida da investigação dentro dos limites orçamentais.

2.5 Desenvolvimento e revisão de protocolos

O desenvolvimento e a revisão de um protocolo de ensaio clínico são passos críticos para garantir o sucesso e a integridade de um estudo. Um protocolo bem construído fornece um plano claro para o ensaio, delineando objectivos, metodologia e procedimentos para garantir que o estudo é cientificamente válido, eticamente sólido e operacionalmente viável. Para o conseguir, é essencial envolver equipas multidisciplinares no processo de desenvolvimento e rever e atualizar regularmente o protocolo, conforme necessário. O envolvimento de equipas multidisciplinares no desenvolvimento do protocolo reúne diversos conhecimentos especializados, o que é crucial para abordar a natureza multifacetada dos ensaios clínicos. Os investigadores clínicos contribuem com os seus conhecimentos sobre a conceção do estudo e a sua relevância clínica, enquanto os especialistas em ética asseguram que o protocolo cumpre as normas éticas e respeita os direitos dos participantes. Os estatísticos desenvolvem e validam os métodos estatísticos necessários para garantir a integridade dos dados, e os especialistas em regulamentação garantem a conformidade com os regulamentos locais e internacionais. Os representantes dos doentes fornecem informações valiosas sobre as necessidades e perspectivas dos doentes, assegurando que o estudo é centrado no doente, enquanto os gestores de dados supervisionam a recolha de dados e o controlo de qualidade. Os farmacologistas oferecem conhecimentos especializados sobre os mecanismos, interacções e perfis de segurança dos medicamentos, garantindo uma dosagem e monitorização adequadas. A revisão e atualização regulares do protocolo são igualmente importantes. Os ensaios clínicos geram frequentemente novos dados e conhecimentos que podem informar e melhorar estudos actuais e futuros. Manter-se atualizado com os requisitos regulamentares garante a conformidade contínua e atenua os riscos legais, enquanto a reavaliação regular dos aspectos éticos do protocolo garante a proteção contínua dos direitos e bem-estar dos participantes. A incorporação dos mais recentes avanços científicos e melhorias metodológicas mantém a credibilidade e a relevância do estudo, e a abordagem de questões práticas dos centros de ensaio aumenta a eficiência operacional. Esta abordagem não só melhora a qualidade científica e ética do estudo, como também contribui para a sua eficiência e eficácia globais, conduzindo, em última análise, a resultados mais fiáveis e com maior impacto.

Envolver equipas multidisciplinares no desenvolvimento de protocolos

O desenvolvimento de um protocolo de ensaio clínico é um processo complexo que exige a integração de diversos conhecimentos especializados para garantir a validade científica, a integridade ética e a viabilidade operacional do estudo. O envolvimento de uma equipa multidisciplinar neste processo é crucial para abordar os aspectos multifacetados dos ensaios clínicos.

Membros-chave da Equipa Multidisciplinar

Investigadores clínicos

Conceber o estudo para responder a questões clínicas pertinentes.

Assegurar que o protocolo está em conformidade com as práticas e normas clínicas actuais.

Eticistas

Assegurar que o estudo respeita os princípios éticos e protege os direitos dos participantes.

Abordar questões relacionadas com o consentimento informado, a confidencialidade e o bem-estar dos participantes.

Estatísticos

Desenvolver o plano de análise estatística.

Assegurar que a dimensão da amostra, os métodos de recolha de dados e as técnicas de análise são adequados para obter resultados válidos e fiáveis.

Especialistas em regulamentação

Assegurar a conformidade com os requisitos regulamentares locais e internacionais.

Orientar a equipa nos processos de aprovação junto dos organismos reguladores.

Representantes dos doentes:

Fornecer informações sobre as necessidades, preferências e potenciais preocupações dos doentes.

Ajudar a garantir que o estudo é centrado no doente e aborda questões do mundo real.

Gestores de dados

Supervisionar a recolha, a gestão e o controlo de qualidade dos dados.

Assegurar que o tratamento dos dados está em conformidade com as normas regulamentares e as melhores práticas em matéria de integridade dos dados.

Farmacologistas

Fornecer conhecimentos especializados sobre mecanismos, interacções e perfis de segurança de medicamentos.

Ajudar na conceção de regimes de dosagem e planos de monitorização adequados.

Benefícios de uma abordagem multidisciplinar

Conceção abrangente do protocolo: Ao integrar diversas perspectivas, o protocolo pode abordar todos os aspectos críticos do estudo, desde a fundamentação científica até às considerações éticas.

Supervisão ética reforçada: Os especialistas em ética asseguram que o protocolo inclui salvaguardas sólidas para os direitos e o bem-estar dos participantes.

Rigor estatístico: Os estatísticos contribuem para uma metodologia sólida que assegura a validade e a fiabilidade dos dados, aumentando a credibilidade do estudo.

Conformidade regulamentar: Os especialistas em regulamentação navegam por requisitos legais complexos, facilitando os processos de aprovação e garantindo a conformidade contínua.

Foco centrado no doente: O envolvimento de representantes dos doentes garante que a conceção do estudo tem em conta as necessidades e perspectivas dos doentes, melhorando o recrutamento e a retenção.

Integridade dos dados: Os gestores de dados asseguram uma recolha e gestão de dados de elevada qualidade, crucial para resultados fiáveis.

Segurança dos medicamentos: Os farmacologistas fornecem informações essenciais sobre a segurança e a eficácia dos medicamentos, garantindo uma dosagem e monitorização adequadas.

Estratégia de implementação

Formação da equipa

Identificar e recrutar peritos de disciplinas relevantes no início da fase de planeamento.

Definir claramente as funções e responsabilidades de cada membro da equipa.

Oficinas de colaboração

Organizar workshops e reuniões para facilitar a colaboração e a troca de informações entre os membros da equipa.

Utilize estas sessões para debater ideias, rever projectos de protocolos e abordar potenciais problemas.

Comunicação contínua

Estabelecer canais de comunicação regulares (por exemplo, actualizações por correio eletrónico, reuniões virtuais) para manter todos os membros da equipa informados e empenhados.

Promover um ambiente de diálogo aberto e de feedback contínuo.

Processo de revisão integrado

Desenvolver um processo estruturado para a análise e revisão de protocolos, incorporando o contributo de todos os membros da equipa.

Programar revisões periódicas para avaliar os progressos e incorporar novas ideias ou alterações.

Documentação e transparência

Manter registos pormenorizados de todas as discussões, decisões e revisões.

Assegurar a transparência dos processos de decisão e documentar a justificação das alterações.

O envolvimento de equipas multidisciplinares no desenvolvimento de protocolos melhora a qualidade e a integridade dos ensaios clínicos. Esta abordagem colaborativa garante que o protocolo é cientificamente sólido, eticamente robusto e operacionalmente viável, conduzindo, em última análise, a resultados de estudo mais fiáveis e com maior impacto.

Rever e atualizar regularmente o protocolo, se necessário

O protocolo de ensaio clínico é um documento vivo que deve adaptar-se a novas informações, tendências emergentes e melhores práticas em evolução. A revisão e as actualizações regulares são essenciais para garantir que o protocolo se mantém relevante, cientificamente válido e em conformidade com as normas regulamentares e éticas.

Importância de revisões e actualizações regulares

Adaptação a novas informações: Os ensaios clínicos geram frequentemente novos dados e conhecimentos que podem informar e melhorar os estudos actuais e futuros.

Conformidade regulamentar: Manter-se atualizado em relação às alterações dos requisitos regulamentares garante uma conformidade contínua e reduz o risco de problemas legais.

Integridade ética: A reavaliação regular dos aspectos éticos do protocolo assegura a proteção permanente dos direitos e do bem-estar dos participantes.

Rigor científico: A incorporação dos mais recentes avanços científicos e melhorias metodológicas mantém a credibilidade e a relevância do estudo.

Eficiência operacional: A resolução de questões práticas e o feedback dos centros de ensaio aumentam a viabilidade e a eficiência do ensaio.

Estratégias de revisão e atualização regulares

Reuniões de revisão periódica

Programar intervalos regulares (por exemplo, trimestralmente) para reuniões de revisão exaustiva do protocolo com todas as principais partes interessadas. Certifique-se de que estas reuniões envolvem membros da equipa multidisciplinar para fornecer perspectivas diversas sobre as actualizações necessárias.

Análise de dados provisória:

Efetuar análises intercalares em pontos predefinidos para avaliar o progresso e identificar quaisquer tendências ou problemas emergentes. Utilizar os resultados intercalares para informar as modificações do protocolo que possam melhorar os resultados ou a segurança do estudo.

Feedback dos locais de ensaio

Estabelecer canais para um feedback contínuo dos centros de ensaio e dos investigadores.

Abordar questões práticas e incorporar as ideias das pessoas diretamente envolvidas na execução do estudo.

Actualizações regulamentares

Acompanhar continuamente as alterações dos requisitos e directrizes regulamentares.

Atualizar o protocolo de modo a refletir os novos regulamentos, garantindo a conformidade permanente e reduzindo os riscos jurídicos.

Incorporar os avanços científicos

Manter-se informado sobre os últimos desenvolvimentos científicos e avanços tecnológicos relacionados com o objeto do estudo.

Rever o protocolo para integrar novos conhecimentos que possam melhorar a conceção, a metodologia ou os resultados do estudo.

Reavaliação ética

Reavaliar regularmente as considerações éticas para garantir que os direitos e o bem-estar dos participantes são continuamente protegidos.

Atualizar os processos de consentimento informado e outras salvaguardas éticas, conforme necessário.

Processo de implementação

Criar um comité de revisão

Formar um comité de revisão de protocolos específico que inclua as principais partes interessadas, incluindo investigadores clínicos, especialistas em ética, estatísticos, especialistas em regulamentação e representantes dos doentes.

Definir as funções e responsabilidades dos membros do comité para que os processos de revisão e atualização sejam eficientes.

Desenvolver um calendário de revisão estruturado

Crie um calendário para revisões periódicas e análises intercalares, assegurando avaliações e actualizações atempadas. Estabeleça calendários e prazos claros para o processo de revisão, a fim de manter a dinâmica e a responsabilidade.

Alterações de documentos e justificações:

Manter registos detalhados de todas as alterações ao protocolo, incluindo a fundamentação e os dados de apoio para cada atualização. Garantir a transparência no processo de tomada de decisões, documentando as contribuições de todos os membros da equipa.

Comunicar eficazmente as actualizações

Implementar um plano de comunicação para informar todas as partes interessadas, incluindo centros de ensaio e participantes, sobre as actualizações do protocolo. Assegurar que as actualizações são claramente comunicadas e fornecer formação ou orientação conforme necessário para implementar as alterações.

Monitorizar e avaliar o impacto

Monitorizar continuamente o impacto das actualizações do protocolo nos resultados do estudo e na segurança dos participantes. Avaliar a eficácia das actualizações e fazer novos ajustes, se necessário, para otimizar o estudo.

A revisão e atualização regular do protocolo de ensaio clínico é crucial para manter a sua relevância, validade científica e integridade ética. Ao implementar uma abordagem estruturada e sistemática à revisão do protocolo, os investigadores podem adaptar-se a novas informações, cumprir os requisitos regulamentares e melhorar a eficiência e o sucesso globais do ensaio clínico.

2.6 Considerações éticas

As considerações éticas são fundamentais na realização de ensaios clínicos, assegurando a proteção dos direitos, segurança e bem-estar dos participantes ao longo do estudo. Estas considerações constituem a base de qualquer investigação clínica, orientando os processos de conceção, implementação e revisão para manter os mais elevados padrões de integridade e responsabilidade. O enquadramento ético dos ensaios clínicos engloba vários aspectos críticos, incluindo o consentimento informado, a análise risco-benefício, a confidencialidade e a seleção equitativa dos participantes. O consentimento informado é um requisito ético fundamental, que assegura que os participantes estão plenamente conscientes da natureza, objetivo, procedimentos, riscos e potenciais benefícios do ensaio antes de concordarem em participar. Este processo respeita a autonomia dos participantes, permitindo-lhes tomar uma decisão informada sobre o seu envolvimento. A par do consentimento informado, é essencial uma análise exaustiva dos riscos e benefícios para justificar a realização do estudo. Os investigadores devem garantir que os potenciais benefícios do ensaio superam os riscos para os participantes e que quaisquer riscos são minimizados tanto quanto possível.

A confidencialidade é outra consideração ética crucial, salvaguardando a privacidade dos dados dos participantes e garantindo que a informação pessoal é protegida durante todo o ensaio. Isto implica a implementação de protocolos robustos de gestão e segurança dos dados para impedir o acesso não autorizado e as violações. Além disso, a seleção equitativa dos participantes é vital para evitar enviesamentos e garantir que a população do ensaio representa adequadamente o grupo demográfico alvo, aumentando assim a generalização dos resultados do estudo. Ao aderir a estes princípios éticos, os investigadores podem realizar ensaios clínicos que não só fazem avançar o conhecimento científico, mas também respeitam e protegem a dignidade e os direitos dos participantes. Este compromisso com o rigor ético é essencial para manter a confiança do público na investigação clínica e conseguir avanços significativos e éticos na medicina.

Garantir que todos os ensaios são eticamente correctos e dão prioridade ao bem-estar dos participantes

As considerações éticas são cruciais no desenho e realização de ensaios clínicos para garantir o bem-estar dos participantes e a integridade da investigação. A adesão a normas éticas não só protege os participantes, como também minimiza o risco de responsabilidades para os investigadores e instituições patrocinadoras. Compreender o que as considerações éticas implicam, porque é que são essenciais, e como implementá-las eficazmente pode ajudar a mitigar potenciais responsabilidades legais e éticas.

Quais são as considerações éticas?

Consentimento informado: Garantir que os participantes compreendem a natureza, o objetivo, os riscos e os benefícios do ensaio antes de concordarem em participar.

Análise risco-benefício: Equilíbrio entre os potenciais benefícios da investigação e os riscos para os participantes, assegurando que estes últimos são minimizados.

Confidencialidade: Proteger a privacidade dos dados dos participantes através de medidas sólidas de gestão e segurança dos dados.

Seleção equitativa dos participantes: Recrutar uma amostra representativa e justa da população-alvo sem explorar grupos vulneráveis.

Monitorização e segurança contínuas: Monitorizar continuamente a saúde dos participantes e o progresso do ensaio para resolver prontamente quaisquer acontecimentos adversos ou questões éticas.

Porque é que as considerações éticas são essenciais

Proteger o bem-estar dos participantes: O objetivo principal é salvaguardar os direitos, a segurança e o bem-estar dos participantes no ensaio.

Manter a confiança do público: A adesão a normas éticas cria a confiança do público na investigação clínica, facilitando o recrutamento e a retenção de participantes.

Garantir a conformidade regulamentar: A conformidade com as directrizes e regulamentos éticos (por exemplo, FDA, EMA) é obrigatória e ajuda a evitar sanções legais.

Promover a integridade científica: Os ensaios éticos produzem dados fiáveis e credíveis, fazendo avançar o conhecimento científico e a prática médica.

Minimizar as responsabilidades legais: Abordar considerações éticas de forma proactiva reduz o risco de acções legais e penalizações financeiras resultantes de violações éticas.

Como implementar considerações éticas para atenuar as responsabilidades

Processo global de consentimento informado

Elaborar formulários de consentimento claros e compreensíveis.

Realizar discussões de consentimento completas e interactivas.

Documentar o consentimento com exatidão e actualizá-lo se surgirem novas informações.

Análise rigorosa dos riscos e benefícios

Efetuar uma avaliação exaustiva dos riscos durante o desenvolvimento do protocolo.

Procurar obter o contributo de uma equipa multidisciplinar, incluindo especialistas em ética.

Reavaliar regularmente os riscos e benefícios durante o ensaio.

Garantir a confidencialidade dos dados

Aplicar políticas e protocolos rigorosos de proteção de dados.

Utilizar métodos seguros de armazenamento e transferência de dados.

Formar o pessoal sobre as práticas de confidencialidade e proteção dos dados.

Seleção equitativa dos participantes

Desenvolver estratégias de recrutamento inclusivas para garantir uma representação diversificada.

Evitar visar populações vulneráveis, a menos que o objetivo da investigação o justifique e que existam protecções adicionais.

Assegurar uma distribuição equitativa dos riscos e benefícios entre os participantes.

Monitorização contínua e medidas de segurança

Criar Conselhos de Monitorização de Dados e Segurança (DSMB) para supervisionar o progresso do ensaio.

Implementar sistemas sólidos de notificação de acontecimentos adversos.

Rever e ajustar regularmente o protocolo com base nos dados de segurança e no feedback dos participantes.

Formação e cultura éticas

Proporcionar formação ética contínua a todo o pessoal de investigação.

Fomentar uma cultura de consciência ética e de responsabilidade.

Incentivar a comunicação aberta e a comunicação de preocupações éticas.

As considerações éticas nos ensaios clínicos são fundamentais para proteger os participantes, manter a integridade científica e minimizar as responsabilidades. Ao compreender e implementar práticas éticas de forma eficaz, os investigadores podem garantir que os seus ensaios são realizados de forma responsável, aumentando a credibilidade dos seus resultados e protegendo-os de potenciais questões legais e éticas. Esta abordagem proactiva não só cumpre as obrigações regulamentares e morais, como também promove o sucesso geral e a fiabilidade da investigação clínica.

Obter e documentar o consentimento informado de forma exaustiva

O consentimento informado é uma pedra angular da investigação clínica ética, garantindo que os participantes estão plenamente conscientes e concordam com os procedimentos, riscos e benefícios envolvidos num ensaio. Um consentimento informado abrangente protege a autonomia dos participantes e salvaguarda os investigadores e as instituições de potenciais responsabilidades. De seguida, descrevem-se os principais passos para obter e documentar o consentimento informado de forma abrangente.

O que é o consentimento informado?

O consentimento informado é um processo pelo qual um participante confirma voluntariamente a sua vontade de participar num determinado estudo, depois de ter sido informado de todos os aspectos do ensaio que são relevantes para a sua decisão de participar. Isto inclui a natureza, o objetivo, a duração, os procedimentos necessários, os riscos, os benefícios e quaisquer alternativas à participação.

Porque é que o consentimento informado abrangente é essencial

Autonomia dos participantes: Assegura que os participantes possam tomar decisões informadas sobre o seu envolvimento.

Conformidade ética: Alinha-se com as directrizes e regulamentos éticos, tais como os da FDA e da EMA.

Proteção jurídica: Minimiza o risco de responsabilidades legais e litígios decorrentes de alegações de participação desinformada.

Confiança e transparência: Cria confiança entre os participantes e os investigadores, aumentando a credibilidade do estudo e o envolvimento dos participantes.

Integridade científica: Assegura que os dados recolhidos são de origem ética e fiáveis.

Como obter e documentar o consentimento informado de forma abrangente

Desenvolver formulários de consentimento claros e compreensíveis:

Utilizar uma linguagem simples, evitando o jargão técnico.

Incluir informações pormenorizadas sobre o objetivo do estudo, os procedimentos, os riscos, os benefícios e as alternativas.

Assegurar que os formulários sejam culturalmente sensíveis e estejam disponíveis na língua preferida do participante.

Realização de debates exaustivos e interactivos sobre o consentimento

Dar tempo suficiente aos participantes para lerem o formulário de consentimento e colocarem questões.

Utilizar recursos visuais ou diagramas para explicar procedimentos ou conceitos complexos.

Confirmar a compreensão, pedindo aos participantes que expliquem o estudo por palavras suas.

Documentar com exatidão o processo de consentimento:

Registar a data e a hora da discussão de consentimento.

Anotar os nomes e funções das pessoas presentes durante o processo de consentimento.

Obter as assinaturas do participante e de uma testemunha (se necessário) no formulário de consentimento.

Fornecer ao participante uma cópia do formulário de consentimento assinado.

Reiterar e reconfirmar o consentimento

Reconfirmar o consentimento periodicamente, especialmente após alterações significativas ao protocolo ou se forem identificados novos riscos.

Documentar qualquer reafirmação de consentimento, incluindo a data e o reconhecimento do participante.

Implementar um processo de consentimento contínuo

Manter uma comunicação aberta durante todo o estudo para responder a quaisquer novas questões ou preocupações dos participantes.

Fornecer actualizações sobre o progresso do estudo e quaisquer novas descobertas que possam ter impacto na decisão do participante de continuar.

Assegurar protecções especiais para populações vulneráveis

Obter o consentimento dos tutores legais para menores ou indivíduos incapazes de dar o seu consentimento.

Aplicar salvaguardas adicionais para os grupos vulneráveis, a fim de garantir que a sua participação seja voluntária e informada.

Formação e educação

Formar o pessoal de investigação nos princípios e práticas da obtenção do consentimento informado.

Realizar regularmente cursos de reciclagem e actualizações sobre quaisquer alterações aos regulamentos ou orientações em matéria de consentimento.

Auditar e monitorizar o processo de consentimento

Efetuar auditorias regulares para garantir o cumprimento dos procedimentos de consentimento.

Monitorizar o processo de consentimento para garantir a coerência e a qualidade em todos os centros de estudo.

Um consentimento informado abrangente é vital para a realização ética e legal de ensaios clínicos. Ao desenvolver formulários de consentimento claros, participar em discussões exaustivas, documentar corretamente o processo e manter uma comunicação contínua, os investigadores podem garantir que os participantes estão totalmente informados e dispostos a participar. Esta abordagem não só protege os participantes, como também reforça a integridade e credibilidade da investigação, contribuindo em última análise para o seu sucesso e aceitação na comunidade científica.

2.7 Conformidade regulamentar:

A conformidade regulamentar é uma pedra angular da conduta ética e legal em ensaios clínicos. A adesão aos requisitos regulamentares garante a segurança, integridade e fiabilidade dos dados do ensaio, ao mesmo tempo que protege os direitos e o bem-estar dos participantes. Esta secção descreve a importância da conformidade regulamentar na investigação clínica, os principais organismos regulamentares e as estratégias para garantir a conformidade durante todo o processo do ensaio.

Importância da conformidade regulamentar

Proteção dos participantes: As normas regulamentares têm como objetivo salvaguardar os direitos, a segurança e o bem-estar dos participantes nos ensaios, garantindo que não são expostos a riscos desnecessários.

Integridade dos dados: O cumprimento dos requisitos regulamentares mantém a integridade e a fiabilidade dos dados do ensaio, aumentando a credibilidade e a validade dos resultados do estudo.

Obrigações legais: O não cumprimento dos regulamentos pode resultar em consequências legais graves, incluindo coimas, sanções e até acusações criminais.

Responsabilidade ética: A conformidade regulamentar está interligada com considerações éticas, reflectindo um compromisso com a transparência, a responsabilidade e a integridade na investigação clínica.

Principais organismos reguladores

FDA (Administração de Alimentos e Medicamentos dos EUA): A FDA regula os ensaios clínicos nos Estados Unidos, garantindo a segurança e a eficácia de medicamentos, produtos biológicos e dispositivos médicos.

EMA (Agência Europeia de Medicamentos): A EMA supervisiona os ensaios clínicos realizados na União Europeia, estabelecendo normas para a aprovação de medicamentos e monitorizando a realização dos ensaios.

ICH (Conselho Internacional para a Harmonização dos Requisitos Técnicos dos Medicamentos para Uso Humano): O ICH desenvolve directrizes para a realização de ensaios clínicos, harmonizando as normas regulamentares a nível mundial.

Autoridades reguladoras locais: Cada país tem a sua própria agência reguladora responsável pela supervisão dos ensaios clínicos realizados na sua jurisdição, como a MHRA no Reino Unido e a Health Canada no Canadá.

Estratégias para garantir a conformidade regulamentar

Mantenha-se informado: Mantenha-se a par dos requisitos regulamentares, das directrizes e das actualizações emitidas pelas autoridades regulamentares relevantes.

Revisão ética: Obter aprovação dos Conselhos de Revisão Institucional (IRBs) ou Comités de Ética (ECs) antes de iniciar o ensaio, garantindo o cumprimento das normas éticas.

Desenvolvimento de protocolos: Desenvolver um protocolo de ensaio robusto que cumpra as directrizes regulamentares e éticas, incluindo procedimentos detalhados para o recrutamento de participantes, recolha de dados e monitorização da segurança.

Documentação e manutenção de registos: Manter registos precisos e exaustivos de todas as actividades relacionadas com o ensaio, incluindo formulários de consentimento informado, alterações ao protocolo, relatórios de acontecimentos adversos e submissões regulamentares.

Monitorização e auditoria: Implementar procedimentos regulares de monitorização e auditoria para garantir a conformidade com os requisitos do protocolo, as normas regulamentares e as directrizes de Boas Práticas Clínicas (BPC).

Comunicação de segurança: Comunicar prontamente todos os acontecimentos adversos e desvios do protocolo às autoridades regulamentares, aos patrocinadores e aos IRB/CE, conforme exigido pelos regulamentos.

Formação e ensino: Fornecer formação sobre requisitos regulamentares e princípios de BPC a todo o pessoal do ensaio envolvido na realização do estudo, assegurando uma compreensão completa das suas responsabilidades.

Colaboração com os organismos reguladores: Manter uma comunicação e colaboração abertas com as autoridades reguladoras ao longo do processo de ensaio, procurando obter orientação e esclarecimento sempre que necessário.

A conformidade regulamentar é essencial para a realização ética, legal e científica de ensaios clínicos. Ao aderir aos requisitos regulamentares, os investigadores podem garantir a segurança dos participantes, manter a integridade dos dados do ensaio e cumprir as obrigações éticas. A implementação de estratégias para garantir a conformidade regulamentar, desde o desenvolvimento do protocolo até à conclusão do ensaio, ajuda a mitigar os riscos, aumenta a credibilidade do ensaio e, em última análise, contribui para o avanço do conhecimento médico e dos cuidados aos doentes.

Manter-se atualizado com os regulamentos e orientações em vigor

Manter-se atualizado com os regulamentos e directrizes actuais é crucial para garantir a conformidade regulamentar nos ensaios clínicos. Eis algumas estratégias para o ajudar a manter-se informado.

Monitorizar regularmente os sites de regulamentação: Visite os sites das agências reguladoras, como a FDA, a EMA e as autoridades reguladoras locais, para aceder aos mais recentes regulamentos, directrizes e actualizações relevantes para os ensaios clínicos.

Subscrever boletins informativos e alertas regulamentares: Inscreva-se em boletins informativos, alertas por e-mail ou feeds RSS fornecidos pelas agências reguladoras para receber actualizações atempadas sobre alterações e anúncios regulamentares.

Participar de workshops e webinars sobre regulamentação: Participe em workshops, seminários e webinars organizados por agências reguladoras, associações industriais ou organizações profissionais para se manter informado sobre novos regulamentos e requisitos de conformidade.

Adira a redes e fóruns profissionais: Participe em redes profissionais, fóruns de discussão ou comunidades em linha centradas em assuntos regulamentares ou investigação clínica para interagir com colegas, partilhar conhecimentos e manter-se atualizado sobre os desenvolvimentos regulamentares.

Ler Revistas e Publicações Regulamentares: Subscreva jornais, revistas ou publicações sobre regulamentação que forneçam análises aprofundadas, conhecimentos e actualizações sobre questões regulamentares no domínio da investigação clínica.

Envolver-se com especialistas em regulamentação: Estabeleça relações com especialistas em regulamentação dentro da sua organização, indústria ou rede profissional, que possam fornecer orientação, interpretação e conhecimentos sobre questões e actualizações regulamentares.

Participar em programas de formação e educação regulamentares: Participe em sessões de formação, cursos ou programas de certificação centrados em assuntos regulamentares, Boas Práticas Clínicas (GCP) e regulamentos relevantes para melhorar a sua compreensão e conhecimentos de conformidade.

Utilizar ferramentas e bases de dados de inteligência regulamentar: Explore ferramentas de inteligência regulamentar, bases de dados e recursos que agregam e analisam informações regulamentares, facilitando o acompanhamento e a interpretação de alterações e actualizações regulamentares.

Colaborar com profissionais de assuntos regulamentares: Trabalhe em estreita colaboração com os profissionais de assuntos regulamentares da sua organização ou equipa de investigação para garantir o alinhamento com os requisitos regulamentares e facilitar os esforços de conformidade em curso.

Rever e atualizar regularmente as políticas e os procedimentos: Rever e atualizar regularmente as políticas internas, os procedimentos operacionais normalizados (SOPs) e a documentação de conformidade para incorporar alterações nos regulamentos e directrizes.

Ao implementar proactivamente estas estratégias, pode manter-se informado sobre os regulamentos e directrizes actuais, adaptar-se às alterações regulamentares e manter a conformidade com os requisitos em evolução ao longo do ciclo de vida dos seus ensaios clínicos.

Formar regularmente o pessoal sobre os requisitos de conformidade

A formação regular do pessoal sobre os requisitos de conformidade é essencial para garantir que todos os envolvidos em ensaios clínicos compreendem as suas responsabilidades e seguem os procedimentos correctos. Eis como pode formar eficazmente o seu pessoal.

Desenvolver um plano de formação: Crie um plano de formação abrangente que descreva os requisitos de conformidade relevantes para a sua organização ou equipa de investigação. Identifique os principais tópicos a serem abordados, os métodos de formação e o público-alvo.

Fornecer formação inicial: Realizar sessões de formação inicial para os novos membros da equipa para os familiarizar com os requisitos regulamentares, directrizes de Boas Práticas Clínicas (BPC) e políticas e procedimentos internos. Esta formação deve abranger tópicos como o consentimento informado, a adesão ao protocolo, a comunicação de segurança e a gestão de dados.

Ofereça formação de atualização: Programe sessões regulares de formação de atualização para todos os membros do pessoal para reforçar conceitos-chave, abordar quaisquer actualizações ou alterações nos regulamentos e discutir as melhores práticas. A formação de atualização ajuda a garantir que os membros da equipa mantêm uma forte compreensão dos requisitos de conformidade ao longo do tempo.

Utilizar vários formatos de formação: Utilize uma variedade de formatos de formação para acomodar diferentes estilos e preferências de aprendizagem. Isto pode incluir workshops presenciais, cursos online, webinars, tutoriais em vídeo, módulos interactivos ou materiais escritos. A oferta de diversos formatos de formação garante que os membros da equipa possam aceder à formação da forma que melhor lhes convier.

Adaptar a formação às funções e responsabilidades: Personalize as sessões de formação de modo a que estejam alinhadas com as funções e responsabilidades específicas dos diferentes membros da equipa. Por exemplo, os investigadores clínicos podem necessitar de uma formação mais aprofundada sobre a adesão ao protocolo e a segurança dos doentes, enquanto os gestores de dados podem necessitar de formação sobre a recolha de dados, gestão e relatórios regulamentares.

Incentivar a participação e a interação: Crie sessões de formação interactivas que incentivem a participação ativa e o envolvimento. Incorpore estudos de caso, discussões em grupo, exercícios de dramatização e questionários para reforçar a aprendizagem e permitir que os membros da equipa apliquem os conhecimentos em cenários práticos.

Proporcionar oportunidades de feedback: Solicite feedback aos membros do pessoal relativamente às suas experiências de formação e às áreas em que possam necessitar de apoio ou esclarecimentos adicionais. Utilize este feedback para melhorar continuamente os programas de formação e colmatar eventuais lacunas de compreensão.

Documentar as actividades de formação: Mantenha registos completos de todas as actividades de formação, incluindo registos de presença, materiais de formação e avaliações. A documentação das actividades de formação ajuda a demonstrar a conformidade com os requisitos regulamentares e serve de referência para auditorias ou inspecções.

Mantenha-se atualizado sobre os requisitos de formação: Reveja regularmente as actualizações regulamentares e as alterações nos requisitos de conformidade para garantir que os materiais e programas de formação permanecem actuais e relevantes. Actualize o conteúdo da formação conforme necessário para refletir quaisquer novas directrizes ou regulamentos.

Promover uma cultura de conformidade: Promova uma cultura de conformidade dentro da sua organização, enfatizando a importância da adesão aos regulamentos e padrões éticos. Incentive a comunicação aberta, a transparência e a responsabilidade entre os membros da equipa relativamente a questões relacionadas com a conformidade.

Ao implementar um programa de formação estruturado e abrangente, pode dotar o seu pessoal dos conhecimentos e competências necessários para manter a conformidade com os requisitos regulamentares e contribuir para a realização ética e bem sucedida de ensaios clínicos.

2.8 Integridade dos dados

Garantir a integridade dos dados em ensaios clínicos é fundamental para gerar resultados fiáveis e válidos. Eis as melhores práticas para manter a integridade dos dados ao longo de um ensaio clínico.

Desenvolver protocolos abrangentes: Criar protocolos de estudo detalhados que descrevam os métodos de recolha de dados, os procedimentos de gestão de dados e as medidas de controlo de qualidade. Certifique-se de que todos os membros da equipa estão familiarizados com os protocolos e os seguem rigorosamente.

Utilizar sistemas robustos de gestão de dados: Implemente sistemas de captura eletrónica de dados (EDC) e ferramentas de gestão de dados validadas para garantir uma recolha, armazenamento e análise de dados precisos, seguros e eficientes. Certifique-se de que estes sistemas estão em conformidade com os requisitos regulamentares, como o 21 CFR Parte 11.

Formar o pessoal de forma exaustiva: Fornecer formação abrangente a todo o pessoal envolvido na recolha, introdução e gestão de dados. A formação deve abranger a importância da integridade dos dados, a utilização correcta dos sistemas de gestão de dados e a adesão aos protocolos do estudo.

Manter registos exactos e completos: Assegurar que todas as entradas de dados são exactas, completas e contemporâneas. Utilize pistas de auditoria para acompanhar as alterações e actualizações das entradas de dados, incluindo a data, a hora e a pessoa que efectuou as alterações.

Implementar medidas de controlo da qualidade dos dados: Efetuar verificações e auditorias regulares da qualidade dos dados para identificar e corrigir quaisquer discrepâncias, erros ou incoerências nos dados. Utilizar regras de validação predefinidas e verificações automáticas nos sistemas de gestão de dados para garantir a exatidão dos dados.

Garantir a segurança dos dados: Proteja os dados contra acesso não autorizado, violações e adulterações, implementando medidas robustas de segurança de dados, como encriptação, controlos de acesso e auditorias de segurança regulares. Garantir a conformidade com os regulamentos de proteção de dados, como o RGPD e a HIPAA.

Monitorizar a recolha de dados: Monitorizar regularmente os processos de recolha de dados para garantir a adesão aos protocolos do estudo e aos procedimentos operacionais normalizados (SOP). Realizar visitas ao local e monitorização remota para verificar a exatidão e a consistência dos dados.

Validar os dados: Utilizar métodos de validação independentes para verificar a exatidão e a fiabilidade dos dados. Verificar os dados em relação aos documentos de origem, como os registos médicos dos doentes, para garantir a consistência e a exatidão.

Gerir as discrepâncias de dados: Estabelecer procedimentos para identificar, investigar e resolver discrepâncias de dados. Documentar o processo de resolução e quaisquer correcções feitas aos dados.

Manter a transparência: Garantir a transparência nas práticas de gestão de dados, mantendo uma documentação detalhada dos métodos de recolha de dados, dos procedimentos de gestão de dados e de quaisquer alterações efectuadas aos dados. Partilhar dados e resultados relevantes com as partes interessadas, agências reguladoras e a comunidade científica, conforme apropriado.

Plano de arquivo de dados: Desenvolver um plano para o arquivo de dados a longo prazo que garanta o armazenamento seguro e acessível dos dados para referência futura, auditorias e inspecções regulamentares. Assegurar a conformidade com os requisitos regulamentares para a retenção de dados.

Rever e atualizar regularmente os procedimentos: Rever e atualizar periodicamente os procedimentos e protocolos de gestão de dados para incorporar novas tecnologias, requisitos regulamentares e melhores práticas. Realizar formação contínua e cursos de atualização para o pessoal, de modo a mantê-lo atualizado sobre quaisquer alterações.

Ao seguir estas melhores práticas para a integridade dos dados, os gestores de ensaios clínicos podem garantir que os dados gerados são exactos, fiáveis e dignos de confiança, apoiando assim conclusões científicas válidas e submissões regulamentares.

A implementação de sistemas robustos de gestão de dados é essencial para manter a integridade dos dados nos ensaios clínicos

Seguem-se os passos e as melhores práticas para estabelecer esses sistemas:

1. Seleção do sistema de gestão de dados

Sistemas de captura eletrónica de dados (EDC): Escolha um sistema EDC validado que cumpra as normas regulamentares, como a 21 CFR Parte 11. O sistema deve suportar a introdução segura de dados, o armazenamento e as pistas de auditoria. Sistemas de Gestão de Ensaios Clínicos (CTMS): Implemente um CTMS para gerir as operações do ensaio, incluindo a gestão do local, o recrutamento de doentes e o acompanhamento financeiro.

2. Validação e conformidade do sistema

Validação do sistema: Validar o EDC e o CTMS para garantir que funcionam como pretendido. A validação deve incluir testes de precisão, fiabilidade e conformidade com os requisitos regulamentares. Conformidade regulamentar: Assegurar que os sistemas cumprem todos os requisitos regulamentares relevantes, incluindo os definidos pela FDA, EMA, HIPAA e GDPR.

3. Medidas de segurança dos dados

Controlos de acesso: Implementar controlos de acesso baseados em funções para garantir que apenas o pessoal autorizado pode aceder a dados e funções específicos no sistema.

Encriptação: Utilize a encriptação para proteger os dados em repouso e em trânsito, garantindo que as informações sensíveis estão protegidas contra o acesso não autorizado.

Cópia de segurança e recuperação: Estabelecer procedimentos regulares de cópia de segurança dos dados e assegurar a existência de um plano sólido de recuperação de desastres para evitar a perda de dados.

4. Formação e apoio

Formação abrangente: Fornecer formação completa a todos os utilizadores sobre a forma de utilizar eficazmente o EDC e o CTMS. A formação deve abranger a introdução de dados, a resolução de consultas, a extração de dados e a segurança do sistema.

Apoio contínuo: Oferecer apoio técnico permanente e recursos para resolver quaisquer problemas que os utilizadores possam encontrar e para garantir uma utilização contínua e eficiente dos sistemas.

5. Controlo da qualidade dos dados

Controlos automatizados: Implementar verificações automáticas de validação de dados no sistema EDC para identificar e assinalar discrepâncias, dados em falta e valores fora do intervalo.

Revisões manuais: Realizar regularmente revisões e auditorias manuais dos dados para complementar os controlos automatizados e garantir a exatidão e a exaustividade dos dados.

6. Pistas de auditoria

Monitorizar as alterações: Assegurar que os sistemas de gestão de dados têm pistas de auditoria robustas que registam todas as alterações aos dados, incluindo a data, a hora e o utilizador que efectua as alterações.

Auditorias regulares: Realizar auditorias regulares das pistas de auditoria para monitorizar a integridade dos dados e a conformidade com os protocolos do estudo.

7. Procedimentos Operacionais Normalizados (SOPs)

Desenvolver SOPs: Criar PONs detalhados para os processos de gestão de dados, incluindo a introdução de dados, a resolução de consultas e a validação de dados. Assegurar que todo o pessoal está familiarizado com estes procedimentos e que os cumpre.

Actualizações regulares: Actualize regularmente os PONs para refletir as alterações nos requisitos regulamentares, na tecnologia e nas melhores práticas.

8. Monitorização e comunicação de dados

Monitorização em tempo real: Utilizar os sistemas de gestão de dados para permitir a monitorização em tempo real da recolha de dados e do progresso do estudo. Isto ajuda a identificar e resolver prontamente quaisquer problemas.

Ferramentas de relatório: Utilize as ferramentas de criação de relatórios incorporadas para gerar relatórios regulares sobre o progresso do estudo, a qualidade dos dados e as métricas de conformidade. Partilhe estes relatórios com as partes interessadas relevantes.

9. Integração e interoperabilidade de dados

Integração de sistemas: Assegurar que o EDC, o CTMS e outros sistemas relacionados se podem integrar sem problemas para facilitar a partilha de dados e simplificar os fluxos de trabalho.

Normas de interoperabilidade: Aderir a normas de interoperabilidade, como HL7 ou CDISC, para garantir que os dados podem ser facilmente trocados e compreendidos em diferentes sistemas e plataformas.

10. Melhoria contínua

Mecanismos de feedback: Implementar mecanismos de recolha de feedback dos utilizadores sobre os sistemas e processos de gestão de dados. Utilizar este feedback para identificar áreas a melhorar.

Actualizações regulares: Atualizar regularmente os sistemas de gestão de dados para incorporar novas características, resolver vulnerabilidades de segurança e melhorar a funcionalidade com base no feedback dos utilizadores e nos avanços tecnológicos.

Ao implementar estas melhores práticas, os gestores de ensaios clínicos podem garantir sistemas robustos de gestão de dados que defendem a integridade, segurança e conformidade dos dados ao longo do processo de ensaio clínico.

Realizar auditorias e controlos de qualidade regulares

A realização de auditorias e controlos de qualidade regulares é vital para garantir a integridade e conformidade dos dados nos ensaios clínicos. Eis as melhores práticas para implementar eficazmente estes processos.

1. Estabelecer protocolos de auditoria e controlo de qualidade

Definir objectivos: Definir claramente os objectivos das auditorias e verificações de qualidade, concentrando-se em garantir a conformidade com os requisitos regulamentares, protocolos de estudo e integridade dos dados.

Criar SOPs: Desenvolva procedimentos operacionais normalizados (PON) para a realização de auditorias e controlos de qualidade, descrevendo em pormenor os processos, as responsabilidades e a frequência destas actividades.

2. Programar auditorias regulares

Plano de Auditoria: Desenvolver um plano de auditoria anual que programe auditorias regulares em várias fases do ensaio clínico, incluindo o início, durante a recolha ativa de dados e no encerramento.

Auditorias baseadas no risco: Dar prioridade às auditorias com base na avaliação do risco, concentrando-se mais em áreas críticas como a integridade dos dados, a conformidade regulamentar e os locais de alto risco.

3. Implementar controlos de qualidade exaustivos

Controlos de qualidade automatizados: Utilizar ferramentas automatizadas no sistema de Captura Eletrónica de Dados (CED) para efetuar verificações de validação de dados em tempo real, identificando discrepâncias, dados em falta e valores anómalos.

Controlos manuais de qualidade: Efetuar revisões manuais das entradas de dados, dos formulários de consentimento informado e dos relatórios de eventos adversos para garantir a exatidão e a exaustividade. Verificação cruzada de dados com documentos de origem.

4. Formar as equipas de auditoria e de controlo de qualidade

Pessoal qualificado: Assegurar que as equipas de auditoria e de verificação da qualidade são constituídas por pessoal qualificado com experiência em gestão de ensaios clínicos, conformidade regulamentar e integridade dos dados.

Formação contínua: Fornecer formação contínua aos auditores e às equipas de controlo de qualidade sobre os mais recentes requisitos regulamentares, técnicas de auditoria e práticas de garantia de qualidade.

5. Realizar auditorias internas

Auto-inspecções: Realizar auditorias internas para avaliar a eficácia dos controlos internos, as práticas de gestão de dados e a conformidade com os PONs. Estas auditorias devem ser realizadas por pessoal interno independente da equipa de estudo.

Relatórios de auditoria interna: Documentar as conclusões em relatórios de auditoria detalhados, destacando quaisquer desvios, deficiências ou áreas a melhorar. Partilhe estes relatórios com os intervenientes relevantes para que sejam tomadas medidas correctivas.

6. Contratar auditores externos

Auditorias de terceiros: Contratar periodicamente auditores externos para efetuar avaliações independentes dos processos do ensaio clínico, da integridade dos dados e da conformidade regulamentar. As auditorias externas fornecem uma avaliação imparcial da adesão do ensaio às normas.

Verificação de conformidade: Utilizar auditorias externas para verificar a conformidade com os requisitos regulamentares, as directrizes de Boas Práticas Clínicas (GCP) e as expectativas do patrocinador.

7. Implementar acções correctivas e preventivas (CAPA)

Identificar as causas de raiz: Para quaisquer problemas identificados durante as auditorias e os controlos de qualidade, realizar uma análise da causa principal para compreender os problemas subjacentes.

Desenvolver planos CAPA: Criar planos de ação correctivos e preventivos detalhados para resolver os problemas identificados. Assegurar que os planos CAPA são implementados de forma rápida e eficaz.

Monitorizar a eficácia: Rever regularmente a eficácia dos planos CAPA implementados para garantir que as questões são resolvidas e que não se repetem problemas semelhantes.

8. Utilizar pistas de auditoria

Monitorizar alterações: Utilize pistas de auditoria nos sistemas de gestão de dados para registar todas as alterações aos dados, incluindo a data, a hora e o utilizador que efectua as alterações. Isto ajuda a monitorizar a integridade dos dados e a identificar alterações não autorizadas.

Revisões das pistas de auditoria: Rever periodicamente as pistas de auditoria para garantir que todas as modificações de dados são legítimas e cumprem os protocolos de estudo e os requisitos regulamentares.

9. Fomentar uma cultura de qualidade

Promover a consciencialização: Fomentar uma cultura de qualidade e conformidade no seio da equipa de ensaios clínicos, promovendo a sensibilização para a importância da integridade dos dados e da adesão à regulamentação.

Incentivar a comunicação: Incentivar os membros da equipa a comunicar quaisquer problemas observados, desvios ou potenciais riscos para a integridade dos dados sem receio de represálias.

10. Documentar e comunicar as conclusões

Documentação exaustiva: Mantenha uma documentação exaustiva e precisa de todas as auditorias, controlos de qualidade, conclusões e acções correctivas tomadas. Esta documentação é essencial para inspecções regulamentares e referências futuras.

Relatórios regulares: Fornecer relatórios regulares sobre as conclusões da auditoria e do controlo de qualidade às partes interessadas, incluindo patrocinadores, agências reguladoras e comités de ética, para garantir a transparência e a responsabilização.

Seguindo estas boas práticas, os gestores de ensaios clínicos podem realizar eficazmente auditorias e controlos de qualidade regulares, garantindo assim a integridade dos dados, a conformidade regulamentar e o sucesso global do ensaio clínico.

2.9 Gestão de riscos:

A gestão do risco é uma componente crítica da gestão de ensaios clínicos para garantir a integridade, segurança e sucesso do estudo. Seguem-se as melhores práticas para uma gestão eficaz do risco em ensaios clínicos:

1. Identificar os riscos

Avaliação exaustiva dos riscos: Realizar uma avaliação de risco exaustiva na fase de planeamento para identificar potenciais riscos que possam afetar o ensaio. Considerar os riscos relacionados com a segurança dos participantes, integridade dos dados, conformidade regulamentar e restrições financeiras.

Contribuição das partes interessadas: Envolver as principais partes interessadas, incluindo patrocinadores, investigadores, especialistas em regulamentação e gestores de dados, no processo de identificação de riscos para captar diversas perspectivas.

2. Analisar e dar prioridade aos riscos

Análise de risco: Avaliar a probabilidade e o impacto de cada risco identificado. Utilizar métodos qualitativos e quantitativos para avaliar a gravidade e as potenciais consequências dos riscos.

Priorização de riscos: Dar prioridade aos riscos com base no seu potencial impacto no ensaio. Concentre-se nos riscos de alta prioridade que podem afetar significativamente a segurança dos participantes, a integridade dos dados e a conformidade regulamentar.

3. Desenvolver estratégias de mitigação de riscos

Medidas Preventivas: Implementar medidas preventivas para reduzir a probabilidade de ocorrência de riscos. Estas medidas podem incluir formação completa, sistemas de gestão de dados sólidos e protocolos de comunicação claros.

Planos de contingência: Desenvolver planos de contingência para riscos de alta prioridade para garantir uma resposta rápida e eficaz caso se materializem. Os planos de contingência devem delinear acções específicas, responsabilidades e recursos necessários para lidar com o risco.

4. Estabelecer um plano de gestão de riscos

Plano abrangente: Desenvolver um plano de gestão de riscos detalhado que descreva os riscos identificados, as estratégias de mitigação, os planos de contingência e os procedimentos de monitorização. Assegurar que o plano é acessível a todas as partes interessadas relevantes.

Actualizações regulares: Atualizar regularmente o plano de gestão de riscos para refletir novos riscos, alterações na conceção do ensaio ou actualizações nos requisitos regulamentares.

5. Implementar o controlo e a comunicação de riscos

Monitorização contínua: Estabelecer procedimentos para a monitorização contínua dos riscos ao longo do ensaio. Utilizar indicadores-chave de desempenho (KPIs) e métricas para acompanhar os níveis de risco e a eficácia das estratégias de mitigação.

Relatórios regulares: Implementar mecanismos de comunicação regulares para comunicar o estado do risco às partes interessadas, incluindo patrocinadores, investigadores e agências reguladoras. Fornecer actualizações sobre as actividades de gestão do risco e quaisquer alterações nos níveis de risco.

6. Realizar análises e auditorias de risco

Revisões periódicas: Efetuar revisões periódicas dos riscos para reavaliar o panorama dos riscos e a eficácia das estratégias de mitigação. Ajustar o plano de gestão do risco, conforme necessário, com base nos resultados da revisão.

Auditorias independentes: Contratar auditores independentes para avaliar a eficácia do processo de gestão do risco. As auditorias independentes fornecem uma avaliação imparcial e identificam áreas para melhoria.

7. Formar e educar a equipa

Formação em gestão de riscos: Fornecer formação abrangente sobre princípios e práticas de gestão do risco a todos os membros da equipa do ensaio clínico. Assegurar que compreendem as suas funções e responsabilidades na identificação, mitigação e comunicação de riscos.

Formação contínua: Ofereça educação contínua e sessões de formação para manter a equipa actualizada sobre novas técnicas de gestão de riscos, alterações regulamentares e riscos emergentes.

8. Promover uma cultura consciente dos riscos

Promover a consciencialização: Incentivar uma cultura de sensibilização para o risco no seio da equipa do ensaio clínico. Salientar a importância da gestão proactiva dos riscos e o papel que cada membro da equipa desempenha na garantia da integridade do ensaio.

Incentivar a denúncia: Criar um ambiente em que os membros da equipa se sintam à vontade para comunicar potenciais riscos ou problemas sem receio de retaliações. Incentivar a comunicação aberta e a comunicação imediata de quaisquer preocupações.

9. Utilizar a tecnologia e as ferramentas

Software de gestão de riscos: Utilizar software e ferramentas de gestão de riscos para automatizar os processos de identificação, análise e monitorização de riscos. Estas ferramentas podem aumentar a eficiência e fornecer informações em tempo real sobre os níveis de risco.

Análise de dados: Utilizar a análise de dados para identificar tendências, padrões e riscos emergentes. A análise avançada pode fornecer informações preditivas e ajudar na gestão proactiva dos riscos.

10. Avaliar e melhorar

Avaliação pós-ensaio: Efetuar uma avaliação exaustiva do processo de gestão do risco no final do ensaio. Avaliar o que funcionou bem e identificar as áreas a melhorar.

Melhoria contínua: Utilizar as lições aprendidas com a avaliação para melhorar as práticas de gestão do risco em ensaios futuros. Implementar alterações com base no feedback e nas experiências para melhorar continuamente o processo de gestão do risco.

Seguindo estas melhores práticas de gestão de riscos, os gestores de ensaios clínicos podem identificar e mitigar os riscos de forma proactiva, garantindo a segurança dos participantes, a integridade dos dados e o sucesso global do ensaio.

Identificar precocemente os riscos potenciais e desenvolver estratégias de atenuação

A identificação precoce de potenciais riscos e o desenvolvimento de estratégias de mitigação são passos cruciais para garantir o sucesso dos ensaios clínicos. Eis uma abordagem estruturada para gerir os riscos de forma proactiva:

1. Identificação dos riscos

a. Avaliação inicial dos riscos

Sessões de Brainstorming: Realizar sessões de brainstorming com a equipa do ensaio clínico, incluindo investigadores, coordenadores, gestores de dados e especialistas em regulamentação, para identificar potenciais riscos.

Dados históricos: Rever os dados históricos de ensaios anteriores para identificar riscos e problemas comuns que tenham surgido em estudos semelhantes.

Orientações regulamentares: Consulte as directrizes regulamentares e as melhores práticas da indústria para identificar riscos e requisitos regulamentares.

b. Categorias de risco

Riscos clínicos: Questões de segurança dos doentes, acontecimentos adversos, desvios do protocolo.

Riscos operacionais: Atrasos no recrutamento de doentes, variabilidade do desempenho do local, questões logísticas.

Riscos de integridade dos dados: Erros de introdução de dados, dados em falta, violações de segurança.

Riscos regulamentares: Não conformidade com os regulamentos, resultados de auditorias, atrasos na aprovação do IRB/CE.

Riscos financeiros: Ultrapassagens orçamentais, défices de financiamento, custos imprevistos.

2. Análise de risco e definição de prioridades

a. Avaliação dos riscos

Avaliação da probabilidade e do impacto: Avaliar a probabilidade de ocorrência de cada risco e o seu potencial impacto no ensaio. Utilizar uma matriz de risco para classificar os riscos como de baixa, média ou alta prioridade com base nestes factores.

Análise da causa principal: Identificar as causas subjacentes de cada risco para compreender melhor como abordá-los.

b. Definição de prioridades

Riscos de alta prioridade: Concentre-se primeiro nos riscos com elevada probabilidade e elevado impacto. Estes são críticos para o sucesso do ensaio e requerem atenção imediata.

Riscos de média e baixa prioridade: Abordar estes riscos com medidas adequadas, mas afetar recursos com base na sua importância relativa.

3. Desenvolvimento de estratégias de mitigação

a. Medidas preventivas

Procedimentos Operacionais Normalizados (PONs): Desenvolver e aplicar SOPs para actividades críticas do ensaio para garantir a consistência e a conformidade.

Programas de formação: Fornecer formação abrangente a todo o pessoal do ensaio sobre protocolos, directrizes de BPC e práticas de gestão de riscos.

Gestão robusta de dados: Implementar sistemas de gestão de dados validados com verificações de validação incorporadas e pistas de auditoria para garantir a exatidão e a segurança dos dados.

b. Planeamento de contingência

Planos alternativos: Desenvolver planos de contingência para riscos de alta prioridade, detalhando acções específicas, recursos e calendários para resolver potenciais problemas, caso surjam.

Atribuição de recursos: Atribuir recursos, incluindo orçamento, pessoal e equipamento, para garantir que os planos de emergência possam ser implementados eficazmente quando necessário.

4. Monitorização e comunicação de riscos

a. Monitorização contínua

Check-ins regulares: Marque reuniões regulares para rever o plano de gestão do risco, monitorizar o estado dos riscos identificados e discutir quaisquer novos riscos.

Indicadores-chave de desempenho (KPIs): Estabelecer KPIs para monitorizar aspectos críticos do ensaio, tais como taxas de recrutamento de doentes, prazos de introdução de dados e comunicação de eventos adversos.

b. Mecanismos de comunicação

Registos de riscos: Manter um registo de riscos para documentar os riscos identificados, o seu estado, as acções de mitigação tomadas e os resultados.

Actualizações regulares: Fornecer actualizações regulares às partes interessadas, incluindo patrocinadores, organismos reguladores e a equipa de gestão do ensaio, sobre o estado do risco e os esforços de mitigação.

5. Avaliação pós-julgamento e melhoria contínua

a. Avaliação

Análise pós-ensaio: Efetuar uma avaliação exaustiva do processo de gestão do risco no final do ensaio. Avaliar a eficácia das estratégias de mitigação e identificar quaisquer lacunas ou áreas a melhorar.

Lições aprendidas: Documentar as lições aprendidas e as melhores práticas do ensaio para informar estudos futuros.

b. Melhoria contínua:

Circuitos de feedback: Implementar circuitos de retorno de informação para incorporar os conhecimentos do ensaio em futuros planos de gestão do risco.

Formação contínua: Atualizar continuamente os programas de formação para refletir novos riscos, alterações regulamentares e avanços na gestão de ensaios clínicos.

Ao identificar sistematicamente os riscos potenciais numa fase precoce e ao desenvolver estratégias de mitigação sólidas, os gestores de ensaios clínicos podem melhorar a segurança, a conformidade e o sucesso global dos seus ensaios.

Monitorizar continuamente os ensaios para detetar acontecimentos adversos

A monitorização contínua de eventos adversos (EAs) é fundamental para garantir a segurança dos participantes e manter a integridade dos ensaios clínicos. Aqui estão as melhores práticas para monitorizar eficazmente os ensaios para eventos adversos:

1. Estabelecer um plano de monitorização

a. Plano global

Definir objectivos: Definir claramente os objectivos da monitorização de EA, centrando-se na deteção precoce, na documentação exacta e na comunicação atempada de eventos adversos.

Procedimentos Operacionais Padrão (SOPs): Desenvolver e implementar PONs para identificar, documentar e comunicar EAs. Assegurar que todos os membros da equipa estão familiarizados com estes procedimentos.

b. Atribuir responsabilidades

Equipa dedicada: Atribuir uma equipa dedicada responsável pela monitorização de EA, incluindo monitores clínicos, responsáveis pela segurança e pessoal de gestão de dados.

Formação: Fornecer formação especializada à equipa de monitorização de EA sobre o reconhecimento e a gestão de eventos adversos.

2. Recolha de dados e relatórios

a. Recolha sistemática de dados

Sistemas de captura eletrónica de dados (EDC): Utilizar sistemas EDC validados para recolher e gerir dados de EA. Assegurar que o sistema possui capacidades para a introdução e monitorização de dados em tempo real.

Formulários de notificação de casos (CRFs): Conceber CRFs para recolher informações pormenorizadas sobre EAs, incluindo o início, a duração, a gravidade e a relação com o produto experimental.

b. Mecanismos de apresentação de relatórios

Notificação imediata: Implementar mecanismos de notificação imediata de acontecimentos adversos graves (EAG) e de acontecimentos adversos inesperados às autoridades reguladoras, aos comités de ética e aos promotores.

Relatórios periódicos: Programar intervalos regulares para a comunicação de EAs não graves, fornecendo resumos e análises às partes interessadas relevantes.

3. Monitorização contínua

a. Monitorização em tempo real

Controlos regulares: Realizar controlos regulares com os locais clínicos para analisar os dados dos EA, resolver quaisquer problemas e garantir a conformidade com os requisitos de comunicação.

Monitorização Centralizada: Utilizar técnicas de monitorização centralizada para analisar dados de EA em vários locais, identificando padrões e tendências que possam indicar preocupações de segurança.

b. Controlo com base no risco

Priorizar áreas de alto risco: Concentrar os esforços de monitorização em participantes de alto risco, locais com taxas de EA mais elevadas, ou períodos específicos durante o ensaio em que é mais provável a ocorrência de EA.

Monitorização adaptativa: Ajustar as estratégias de monitorização com base nos dados emergentes de EA, aumentando a frequência ou intensidade da monitorização conforme necessário.

4. Análise e revisão de dados

a. Análise regular

Análise de tendências: Efetuar análises de tendências regulares para identificar aumentos na frequência de EA, EA inesperados ou padrões que possam indicar um sinal de segurança.

Análise comparativa: Comparar os dados de EA com dados históricos, grupos de controlo e perfis de segurança esperados para avaliar o significado dos eventos observados.

b. Comités de segurança:

Comissão de Monitorização da Segurança dos Dados (DSMB): Estabelecer uma DSMB independente para rever periodicamente os dados de EA, avaliar a segurança do ensaio e fazer recomendações sobre a continuação ou modificações do ensaio.

Revisões internas de segurança: Realizar revisões internas de segurança com a equipa de gestão do ensaio para discutir dados de EA, potenciais impactos e acções necessárias.

5. Comunicação com os participantes

a. Informar os participantes

Consentimento informado: Assegurar que o processo de consentimento informado inclui informações sobre potenciais EA e procedimentos para os notificar.

Actualizações contínuas: Manter os participantes informados sobre quaisquer resultados de segurança significativos e alterações ao perfil de risco do produto experimental.

b. Incentivar a apresentação de relatórios:

Mecanismos de comunicação fáceis: Fornecer instruções claras e canais acessíveis para os participantes comunicarem EAs, tais como linhas directas, portais online ou comunicação direta com a equipa do estudo.

Envolvimento dos participantes: Incentivar uma comunicação aberta e assegurar que os participantes se sintam à vontade para comunicar quaisquer sintomas adversos ou preocupações.

6. Conformidade regulamentar

a. Cumprimento das directrizes

Requisitos regulamentares: Assegurar que a monitorização e a comunicação de EA cumprem os requisitos regulamentares de agências como a FDA, a EMA e as directrizes ICH-GCP.

Comité de Ética: Comunicar os EA aos comités de ética, conforme necessário, incluindo actualizações anuais de segurança e comunicações imediatas de EAS.

b. Documentação e manutenção de registos:

Registos exactos: Manter registos exaustivos e exactos de todos os EA comunicados, incluindo a documentação de origem, os CRF e as submissões regulamentares.

Pistas de auditoria: Assegurar que o sistema EDC e outras ferramentas de gestão de dados têm pistas de auditoria para acompanhar todas as alterações e actualizações dos dados de EA.

7. Controlo pós-julgamento

a. Acompanhamento

Monitorização a longo prazo: Planear o acompanhamento a longo prazo dos participantes para monitorizar os EAs retardados ou de início tardio.

Vigilância pós-comercialização: Se o produto experimental chegar ao mercado, estabelecer vigilância pós-comercialização para continuar monitorando seu perfil de segurança. Ao implementar estas melhores práticas, os gestores de ensaios clínicos podem garantir uma monitorização contínua e eficaz de eventos adversos, aumentando a segurança dos participantes e mantendo a integridade do ensaio.

2.10 Comunicação eficaz

A comunicação eficaz é essencial na gestão de ensaios clínicos para garantir que todas as partes interessadas estão informadas, alinhadas e capazes de colaborar eficazmente. Seguem-se as melhores práticas para estabelecer uma comunicação eficaz ao longo do processo de ensaio clínico:

1. Estabelecer canais de comunicação claros

a. Canais definidos

Plano de comunicação: Desenvolver um plano de comunicação abrangente que defina a forma como a informação será partilhada, a frequência das actualizações e as partes responsáveis.

Ferramentas de comunicação: Utilizar ferramentas de comunicação adequadas, tais como correio eletrónico, software de gestão de projectos, videoconferência e mensagens instantâneas, para facilitar um fluxo de informação eficiente.

b. Pontos de contacto designados:

Contactos principais: Designar pontos de contacto primários para diferentes aspectos do ensaio, tais como o investigador principal para questões científicas, o coordenador do ensaio para questões operacionais e o gestor de dados para questões relacionadas com os dados.

Contactos de reserva: Identificar os contactos de reserva para assegurar a continuidade da comunicação no caso de os contactos principais não estarem disponíveis.

2. Reuniões regulares e actualizações

a. Reuniões agendadas

Reuniões de arranque: Realizar uma reunião de arranque no início do ensaio para alinhar todas as partes interessadas nos objectivos, funções, responsabilidades e prazos.

Reuniões regulares da equipa: Agendar reuniões regulares da equipa para discutir o progresso, abordar problemas e rever as tarefas futuras. Estas reuniões podem ser semanais, quinzenais ou mensais, consoante a fase de ensaio e a complexidade.

b. Actualizações das partes interessadas

Relatórios de estado: Fornecer relatórios de estado regulares aos patrocinadores, autoridades reguladoras e comités de ética. Incluir actualizações sobre recrutamento, segurança, qualidade dos dados e quaisquer desenvolvimentos significativos.

Reuniões ad-hoc: Organizar reuniões ad-hoc, conforme necessário, para tratar de questões urgentes ou desenvolvimentos inesperados.

3. Documentação e manutenção de registos

a. Documentação exaustiva

Actas de reuniões: Registar e distribuir as actas de todas as reuniões, registando as principais discussões, decisões e pontos de ação. Assegurar que as actas estão acessíveis a todos os intervenientes relevantes.

Partilha de documentos: Utilize um sistema centralizado de gestão de documentos para armazenar e partilhar documentos de ensaios, tais como protocolos, formulários de consentimento informado e submissões regulamentares.

b. Controlo de versões

Controlo de alterações: Implemente o controlo de versões para acompanhar as alterações nos documentos e garantir que todos os membros da equipa estão a trabalhar com as versões mais recentes.

Trilhas de auditoria: Manter pistas de auditoria para documentar quaisquer actualizações ou alterações a documentos e comunicações críticos.

4. Envolvimento das partes interessadas

a. Comunicação regular

Actualizações do patrocinador: Fornecer actualizações regulares aos patrocinadores sobre o progresso do ensaio, incluindo o estado do recrutamento, resultados provisórios e quaisquer desafios encontrados.

Comunicação regulamentar: Manter linhas de comunicação abertas com as autoridades reguladoras, fornecendo actualizações atempadas sobre o estado do ensaio e respondendo prontamente a questões ou pedidos.

b. Comunicação com os participantes

Consentimento informado: Assegurar que o processo de consentimento informado inclui informação completa sobre o ensaio, incluindo potenciais riscos, benefícios e direitos dos participantes.

Actualizações contínuas: Manter os participantes informados durante todo o ensaio, partilhando actualizações relevantes, informações de segurança e abordando quaisquer preocupações que possam ter.

5. Comunicação de crise

a. Plano de gestão de crises

Preparação: Desenvolver um plano de gestão de crises que defina os procedimentos de comunicação durante emergências ou acontecimentos inesperados, tais como acontecimentos adversos graves ou desvios significativos do protocolo.

Funções claras: Definir funções e responsabilidades claras para a comunicação de crises, assegurando que os membros designados da equipa são formados e preparados para responder eficazmente.

b. Comunicação atempada

Notificações imediatas: Em caso de crise, fornecer notificações imediatas a todas as partes interessadas relevantes, incluindo patrocinadores, autoridades reguladoras e participantes.

Actualizações transparentes: Manter a transparência, fornecendo actualizações regulares sobre a situação, as medidas tomadas e quaisquer implicações para o ensaio.

6. Mecanismos de feedback

a. Solicitar reacções

Inquéritos regulares: Realizar inquéritos regulares ou sessões de feedback com o pessoal do ensaio, os participantes e as partes interessadas para obter informações sobre a eficácia da comunicação e as áreas a melhorar.

Circuitos de feedback: Estabelecer ciclos de feedback para garantir que o feedback é tido em conta e que as melhorias são implementadas rapidamente.

b. Melhoria contínua

Rever e ajustar: Rever regularmente os processos de comunicação e efetuar ajustamentos com base no feedback e nas lições aprendidas. Esforçar-se por obter uma melhoria contínua para aumentar a eficiência e a eficácia da comunicação.

7. Sensibilidade cultural e inclusão

a. Consciência cultural

Comunicação adaptada: Tenha em conta as diferenças culturais e as barreiras linguísticas quando comunicar com sítios internacionais ou populações de participantes diversas. Adaptar os materiais de comunicação para que sejam culturalmente adequados e facilmente compreendidos.

Formação: Fornecer formação em sensibilidade cultural ao pessoal do ensaio para garantir uma comunicação respeitosa e eficaz com todos os participantes.

b. Comunicação inclusiva

Acessibilidade: Assegurar que os materiais de comunicação são acessíveis a todos os participantes, incluindo os portadores de deficiência. Utilizar uma linguagem clara e simples e fornecer traduções, se necessário.

Envolvimento: Promover um ambiente inclusivo em que todas as partes interessadas se sintam valorizadas e ouvidas. Incentivar a participação ativa e o contributo de todos os membros da equipa.

Ao implementar estas melhores práticas para uma comunicação eficaz, os gestores de ensaios clínicos podem melhorar a colaboração, garantir a transparência e melhorar o sucesso global do ensaio.

Manter uma comunicação clara e regular com todas as partes interessadas

Manter uma comunicação clara e regular com todas as partes interessadas é essencial para o sucesso da gestão de ensaios clínicos. Apresentamos de seguida as melhores práticas para garantir uma comunicação eficaz com todas as partes envolvidas:

1. Desenvolver um plano de comunicação

a. Plano global

Objectivos e metas: Definir claramente os objectivos e metas de comunicação para o ensaio. Definir quais as informações que devem ser comunicadas, a quem e com que frequência.

Identificação das partes interessadas: Identificar todas as partes interessadas, incluindo patrocinadores, autoridades reguladoras, pessoal do centro clínico, participantes e outras partes relevantes.

b. Métodos de comunicação

Canais preferidos: Determinar os canais de comunicação preferidos para cada grupo de intervenientes (por exemplo, correio eletrónico, chamadas telefónicas, videoconferência, boletins informativos).

Frequência e calendário: Estabelecer a frequência e o calendário das comunicações, assegurando actualizações regulares e respostas atempadas às questões colocadas.

2. Actualizações e relatórios regulares

a. Actualizações programadas

Relatórios de progresso: Fornecer relatórios de progresso regulares às partes interessadas, incluindo actualizações sobre recrutamento, recolha de dados, monitorização da segurança e quaisquer problemas ou atrasos.

Actualizações de marcos: Comunicar os principais marcos e realizações do ensaio, tais como a conclusão do registo, os resultados das análises intercalares e os resultados finais.

b. Comunicação Ad-Hoc

Notificações atempadas: Assegurar notificações atempadas para questões urgentes, tais como acontecimentos adversos graves, alterações significativas de protocolos ou actualizações regulamentares.

Comunicação reactiva: Responder às perguntas e pedidos das partes interessadas, fornecendo informações exactas e rápidas.

3. Envolvimento das partes interessadas

a. Envolvimento inclusivo

Comunicação bidirecional: Incentivar a comunicação bidirecional, permitindo que as partes interessadas forneçam feedback, façam perguntas e expressem preocupações.

Reuniões com as partes interessadas: Organizar reuniões regulares com as principais partes interessadas, tais como patrocinadores, investigadores e pessoal do centro, para discutir o progresso do ensaio e resolver quaisquer problemas.

b. Comunicação com os participantes

Informação clara: Fornecer informação clara e compreensível aos participantes sobre o ensaio, incluindo riscos, benefícios e os seus direitos.

Actualizações contínuas: Manter os participantes informados durante todo o ensaio com actualizações regulares sobre o progresso do ensaio e quaisquer resultados relevantes.

4. Utilizar a tecnologia e as ferramentas

a. Ferramentas de comunicação

Software de gestão de projectos: Utilize um software de gestão de projectos para acompanhar as tarefas, partilhar documentos e facilitar a comunicação entre a equipa do ensaio.

Mensagens seguras: Utilize plataformas de mensagens seguras para comunicações confidenciais e sensíveis, garantindo a privacidade dos dados e a conformidade com os regulamentos.

b. Informação centralizada

Repositório de documentos: Manter um repositório centralizado para documentos de ensaios, tais como protocolos, formulários de consentimento informado e submissões regulamentares, acessível a todos os intervenientes relevantes.

Actualizações em tempo real: Implementar sistemas que permitam actualizações e notificações em tempo real, assegurando que as partes interessadas têm as informações mais recentes.

5. Formação e educação regulares

a. Programas de formação

Formação inicial: Fornecer formação abrangente a todo o pessoal do ensaio sobre protocolos de comunicação, requisitos regulamentares e as suas funções específicas no ensaio.

Formação contínua: Ofereça sessões de educação e formação contínuas para manter o pessoal atualizado sobre novos desenvolvimentos, melhores práticas e quaisquer alterações nos procedimentos de ensaio.

b. Formação dos participantes

Processo de consentimento informado: Assegurar que o processo de consentimento informado inclui uma educação completa sobre o ensaio, incluindo os potenciais riscos e benefícios.

Materiais educativos: Fornecer aos participantes materiais e recursos educativos para os ajudar a compreender o ensaio e o seu papel no mesmo.

6. Monitorizar e avaliar a eficácia da comunicação

a. Mecanismos de feedback

Inquéritos e formulários de feedback: Utilizar inquéritos e formulários de feedback para recolher as opiniões das partes interessadas sobre a eficácia da comunicação e as áreas a melhorar.

Revisões regulares: Efetuar revisões regulares dos processos de comunicação para avaliar a sua eficácia e proceder aos ajustamentos necessários.

b. Melhoria contínua

Insights accionáveis: Utilizar o feedback e analisar os resultados para implementar melhorias nas estratégias de comunicação.

Melhores práticas: Partilhar as melhores práticas e as lições aprendidas com a equipa de ensaio para promover uma cultura de melhoria contínua.

7. Comunicação de crise

a. Plano de gestão de crises

Preparação: Desenvolver um plano de gestão de crises que defina a forma de comunicar durante emergências ou acontecimentos inesperados, tais como acontecimentos adversos graves ou alterações significativas de protocolos.

Protocolos claros: Estabelecer protocolos claros sobre quem vai comunicar, o que vai ser comunicado e como vai ser feito durante uma crise.

b. Comunicação atempada e transparente

Actualizações imediatas: Fornecer actualizações imediatas a todos os intervenientes relevantes durante uma crise, garantindo transparência e precisão.

Comunicação de acompanhamento: Dar seguimento com informações pormenorizadas e os próximos passos depois de a crise imediata ter sido resolvida.

Seguindo estas boas práticas, os gestores de ensaios clínicos podem assegurar uma comunicação clara e regular com todos os intervenientes, melhorando a colaboração, a transparência e o sucesso global do ensaio.

Documentar meticulosamente todas as comunicações e decisões

Documentar meticulosamente todas as comunicações e decisões é crucial para garantir a transparência, a responsabilidade e a conformidade regulamentar nos ensaios clínicos. Eis as melhores práticas para manter uma documentação completa:

1. Desenvolver um plano de documentação

a. Plano global:

Objectivos e âmbito de aplicação: Definir os objectivos e o âmbito da documentação. Definir que tipos de comunicações e decisões devem ser documentadas e quem é responsável por essa tarefa.

Tipos de documentos: Identificar todos os tipos de documentos relevantes, incluindo mensagens de correio eletrónico, actas de reuniões, resumos de chamadas telefónicas, registos de decisões e apresentações regulamentares.

b. Procedimentos Operacionais Normalizados (SOPs):

Directrizes claras: Desenvolver SOPs para documentar comunicações e decisões. Certifique-se de que todos os membros da equipa recebem formação sobre estes procedimentos e compreendem a importância de uma documentação meticulosa.

Formato consistente: Estabelecer um formato consistente para a documentação, de modo a garantir uniformidade e facilidade de consulta. Utilize modelos para tipos de documentos comuns, como actas de reuniões e registos de decisões.

2. Documentação da reunião

a. Ata da reunião:

Actas pormenorizadas: Registar actas detalhadas de todas as reuniões, incluindo quem participou, o que foi discutido e que decisões foram tomadas. Registe os pontos principais, os pontos de ação e os prazos.

Distribuição atempada: Distribuir prontamente as actas das reuniões a todos os intervenientes relevantes para análise e aprovação. Assegurar que todas as correcções ou adições são incorporadas e que as versões finais são arquivadas.

b. Itens de ação

Registo de itens de ação: Mantenha um registo dos itens de ação das reuniões, incluindo quem é responsável por cada item, prazos e actualizações de estado. Reveja e actualize este registo regularmente.

3. Documentação da decisão

a. Registos de decisões

Registar as decisões: Manter um registo de decisões que inclua todas as decisões importantes tomadas durante o ensaio. Incluir pormenores como a data da decisão, os responsáveis pela decisão, a justificação e qualquer documentação de apoio.

Registar as alterações: Documentar quaisquer alterações às decisões, incluindo as razões para a alteração e o impacto no ensaio.

b. Decisões regulamentares

Correspondência regulamentar: Documentar todas as comunicações com as autoridades regulamentares, incluindo datas de apresentação, respostas e quaisquer acções necessárias. Assegurar que as decisões e aprovações regulamentares são claramente documentadas e arquivadas.

4. Documentação de comunicação

a. Comunicações escritas:

Emails e cartas: Arquivar todos os e-mails e cartas relevantes, assegurando que são categorizados e facilmente recuperáveis. Inclua correspondência com promotores, organismos reguladores, pessoal do centro e participantes.

Resumos de chamadas telefónicas: Faça um resumo das chamadas telefónicas importantes e documente os pontos-chave, as decisões e os itens de ação. Distribua estes resumos às partes interessadas relevantes, conforme necessário.

b. Sistemas de comunicação eletrónica

Plataformas seguras: Utilizar plataformas de comunicação seguras para debates relacionados com o ensaio. Certifique-se de que estes sistemas registam e arquivam automaticamente as comunicações para referência futura.

Registos de auditoria: Implementar sistemas que forneçam pistas de auditoria para comunicações electrónicas, registando quem comunicou o quê e quando.

5. Documentação de gestão de dados

a. Procedimentos de tratamento de dados

Plano de gestão de dados: Desenvolver um plano de gestão de dados que descreva os procedimentos de recolha, introdução, validação e armazenamento de dados. Assegurar que todas as decisões e acções relacionadas com os dados são documentadas.

Consultas de dados: Documentar todas as consultas de dados, incluindo detalhes da consulta, respostas e resoluções. Mantenha um registo destas interacções para fins de auditoria.

b. Segurança e privacidade:

Registos de acesso: Manter registos de quem acedeu aos dados, quando e que alterações foram efectuadas. Assegurar que os protocolos de segurança dos dados são documentados e seguidos.

Documentação sobre violação de dados: No caso de uma violação de dados, documente todos os detalhes, incluindo a natureza da violação, o impacto e as acções correctivas tomadas.

6. Documentação sobre a interação dos participantes

a. Consentimento informado

Formulários de consentimento: Assegurar que os formulários de consentimento informado assinados são armazenados de forma segura e facilmente recuperáveis. Documentar todas as discussões com os participantes sobre o consentimento e o novo consentimento.

Comunicações com os participantes: Documentar todas as comunicações com os participantes, incluindo chamadas telefónicas, e-mails e discussões presenciais. Inclua detalhes sobre o que foi comunicado e qualquer feedback dos participantes.

b. Notificação de eventos adversos:

Relatórios de EA: Manter registos pormenorizados de todas as comunicações de acontecimentos adversos, incluindo descrições, datas e medidas tomadas. Assegurar que estes relatórios são apresentados às autoridades regulamentares, conforme exigido, e que as acções de acompanhamento são documentadas.

7. Documentação sobre formação e conformidade

a. Registos de formação

Registos de formação: Manter registos de todas as sessões de formação frequentadas pelo pessoal do ensaio, incluindo datas, tópicos abordados e participantes. Assegurar que os materiais de formação são arquivados.

Avaliações de competências: Documentar as avaliações de competências do pessoal, assegurando que este possui as qualificações necessárias para as suas funções e responsabilidades.

b. Auditorias de conformidade

Registos de auditoria: Manter pistas de auditoria para todas as actividades do ensaio, assegurando que são facilmente acessíveis para auditorias internas e externas.

Relatórios de auditoria: Documentar as conclusões das auditorias e inspecções de conformidade, incluindo as medidas correctivas e preventivas tomadas em resposta às conclusões.

8. Manter um repositório centralizado de documentos

a. Armazenamento centralizado

Sistema de Gestão de Documentos (DMS): Utilize um DMS seguro e centralizado para armazenar todos os documentos relacionados com o ensaio. Certifique-se de que o sistema está acessível a pessoal autorizado e suporta o controlo de versões.

Recuperação fácil: Organizar os documentos de forma lógica e utilizar metadados e etiquetas para facilitar a recuperação. Implementar funcionalidades de pesquisa robustas no DMS.

b. Cópia de segurança e segurança

Cópias de segurança regulares: Efetuar cópias de segurança regulares de todos os documentos para evitar a perda de dados. Assegurar que os procedimentos de cópia de segurança são documentados e seguidos.

Controlos de acesso: Implemente controlos de acesso rigorosos para garantir que apenas o pessoal autorizado pode aceder a documentos sensíveis. Documente estes controlos de acesso e reveja-os regularmente.

Seguindo estas boas práticas, os gestores de ensaios clínicos podem garantir uma documentação meticulosa de todas as comunicações e decisões, aumentando assim a transparência, a responsabilidade e a conformidade com os requisitos regulamentares.

2.11 Formação e educação

A formação e a educação são componentes vitais para o sucesso da gestão de ensaios clínicos. Asseguram que todos os membros da equipa têm conhecimentos, são competentes e cumprem os protocolos, regulamentos e melhores práticas. Seguem-se as melhores práticas para estabelecer programas eficazes de formação e educação em ensaios clínicos:

1. Desenvolver um programa de formação abrangente

a. Plano de formação

Objectivos: Definir as metas e os objectivos do programa de formação, incluindo a conformidade regulamentar, a adesão ao protocolo e o desenvolvimento de competências.

Âmbito: Delinear o âmbito do programa de formação, identificando todas as funções do pessoal que requerem formação (por exemplo, investigadores, coordenadores, gestores de dados).

b. Conteúdo da formação

Tópicos principais: Incluir tópicos essenciais como as Boas Práticas Clínicas (BPC), directrizes éticas, protocolos de ensaios, procedimentos operacionais normalizados (POP), gestão de dados e comunicação de acontecimentos adversos.

Formação específica da função: Desenvolver módulos de formação especializados adaptados às funções e responsabilidades específicas de cada membro da equipa.

2. Formação inicial do novo pessoal

a. Processo de integração

Orientação: Fornecer uma orientação abrangente para os novos funcionários, cobrindo a missão da organização, os objectivos do ensaio e as principais políticas.

Avaliação dos conhecimentos de base: Avaliar os conhecimentos de base do novo pessoal para adaptar o programa de formação às suas necessidades.

b. Formação em competências de base

Formação em BPC: Assegurar que todo o pessoal novo conclui a formação em BPC para compreender os requisitos éticos e regulamentares. Formação em protocolos: Fornecer formação pormenorizada sobre o protocolo específico do ensaio, realçando os procedimentos críticos, os critérios de elegibilidade e os pontos finais.

3. Educação contínua e formação de atualização

a. Aprendizagem contínua

Actualizações regulares: Ofereça actualizações regulares sobre novos regulamentos, directrizes e melhores práticas. Utilize webinars, workshops e cursos online para manter o pessoal informado. Cursos de atualização: Realize cursos de atualização periódicos para reforçar os conceitos-chave e abordar quaisquer lacunas de conhecimento.

b. Desenvolvimento de competências

Formação avançada: Proporcionar oportunidades de formação avançada para que o pessoal experiente desenvolva competências especializadas, como a análise avançada de dados, a gestão de projectos ou a liderança. Formação cruzada: Incentivar a formação cruzada para garantir que os membros da equipa compreendem as funções e responsabilidades dos seus colegas, promovendo um ambiente de colaboração.

4. Utilizar uma variedade de métodos de formação

a. Formação interactiva

Workshops e seminários: Realizar workshops e seminários interactivos que incentivem a participação ativa e o debate. Exercícios de simulação: Utilizar exercícios de simulação e cenários de representação de papéis para proporcionar experiência prática com procedimentos de julgamento e resolução de problemas.

b. Formação em linha

Módulos de e-Learning: Desenvolver módulos de e-learning que o pessoal possa completar ao seu próprio ritmo. Inclua questionários e elementos interactivos para aumentar o envolvimento. Salas de aula virtuais: Utilize salas de aula virtuais para sessões de formação à distância, permitindo interação em tempo real e perguntas e respostas.

5. Apreciação e avaliação

a. Avaliações de conhecimentos

Testes pré e pós-formação: Realizar testes pré e pós-formação para avaliar a aquisição e retenção de conhecimentos.

Avaliações de competências: Avaliar regularmente as competências do pessoal através de avaliações e de avaliações práticas.

b. Mecanismos de feedback

Feedback da formação: Recolher o feedback dos participantes após cada sessão de formação para identificar os pontos fortes e as áreas a melhorar. Melhoria contínua: Utilizar o feedback para melhorar continuamente o programa de formação, assegurando que este satisfaz as necessidades em evolução do ensaio e do seu pessoal.

6. Documentação e manutenção de registos

a. Registos de formação

Registos de formação: Manter registos de formação detalhados para todo o pessoal, incluindo datas, tópicos abordados e resultados da avaliação. Registos de certificação: Mantenha registos de certificações e recertificações para cursos como GCP e outras formações regulamentares.

b. Pistas de auditoria

Documentação de conformidade: Assegurar que a documentação da formação cumpre os requisitos regulamentares e pode ser auditada, se necessário. Acessibilidade: Armazene os registos de formação num sistema centralizado e seguro que seja facilmente acessível para revisão por pessoal autorizado.

7. Papel da tutoria e do apoio

a. Programas de tutoria

Mentores experientes: Colocar o pessoal novo ou menos experiente em pares com mentores experientes para fornecer orientação, apoio e transferência de conhecimentos. Verificações regulares: Agende encontros regulares entre mentores e mentorados para discutir o progresso, os desafios e os objectivos de desenvolvimento.

b. Sistemas de apoio

Balcões de atendimento: Estabeleça balcões de atendimento ou linhas de apoio para que o pessoal possa obter assistência em questões ou problemas relacionados com a formação. Bibliotecas de recursos: Crie bibliotecas de recursos com acesso a materiais de formação, guias de referência e literatura relevante.

8. Formação em matéria de regulamentação e ética

a. Requisitos regulamentares

Formação em conformidade: Fornecer formação detalhada sobre os requisitos regulamentares de organismos como a FDA, a EMA e os comités de ética locais.

Actualizações sobre os regulamentos: Atualizar regularmente o pessoal sobre as alterações nos regulamentos e o seu impacto nos procedimentos de ensaio.

b. Conduta ética

Formação em Ética: Salientar a importância da conduta ética nos ensaios clínicos, abrangendo tópicos como o consentimento informado, a confidencialidade e os direitos dos participantes.

Estudos de casos: Utilizar estudos de casos para ilustrar dilemas éticos e respostas adequadas.

Ao implementar estas melhores práticas de formação e educação, os gestores de ensaios clínicos podem garantir que as suas equipas estão bem preparadas, têm conhecimentos e são capazes de realizar ensaios clínicos de alta qualidade, conformes e éticos.

Garantir que todos os membros da equipa recebem formação adequada Garantir que todos os membros da equipa recebem formação adequada é crucial para o sucesso dos ensaios clínicos. Eis como o conseguir:

1. Identificar as necessidades de formação

a. Análise do papel

Avaliar as funções e responsabilidades de cada membro da equipa envolvido no ensaio e identificar os conhecimentos e competências específicos necessários para cada função.

b. Análise de lacunas

Realizar uma análise das lacunas para determinar as áreas em que os membros da equipa não possuem as competências ou conhecimentos necessários.

Identificar as necessidades de formação com base nos resultados da análise.

2. Desenvolver planos de formação à medida

a. Programas de formação personalizados:

Desenvolver programas de formação personalizados para cada função com base nas necessidades de formação identificadas. Adaptar o conteúdo da formação para responder a requisitos e desafios específicos enfrentados por diferentes membros da equipa.

b. Módulos de formação específicos da função

Criar módulos de formação específicos para cada função que abranjam tópicos essenciais relevantes para as responsabilidades de cada membro da equipa. Assegurar que os materiais de formação são completos e acessíveis a todos os membros da equipa.

3. Fornecer uma formação abrangente

a. Áreas de formação de base

Oferecer formação em áreas fundamentais, como as Boas Práticas Clínicas (BPC), a adesão ao protocolo, a conformidade regulamentar e a gestão de dados. Assegurar que todos os membros da equipa compreendem a importância da conduta ética e da segurança dos doentes.

b. Formação prática

Proporcionar sessões de formação práticas para familiarizar os membros da equipa com os procedimentos do ensaio, as ferramentas de recolha de dados e os requisitos de documentação. Realizar exercícios práticos e simulações para reforçar a aprendizagem.

4. Utilizar vários métodos de formação

a. Formação em sala de aula

Realize sessões de formação presenciais conduzidas por formadores experientes ou especialistas na matéria. Utilize apresentações interactivas, estudos de casos e discussões de grupo para envolver os participantes.

b. Aprendizagem em linha

Ofereça cursos e módulos de formação em linha acessíveis através de sistemas de gestão da aprendizagem (LMS). Utilizar conteúdos multimédia, questionários e avaliações para melhorar a retenção da aprendizagem.

5. Assegurar a acessibilidade e a flexibilidade

a. Formatos de formação flexíveis

Adaptar-se às diferentes preferências e horários de aprendizagem, oferecendo formação em diferentes formatos (por exemplo, cursos em linha com ritmo próprio, webinars em direto, workshops no local).

b. Materiais de formação multilingues

Fornecer materiais de formação em várias línguas para garantir a acessibilidade dos diversos membros da equipa. Assegurar que as barreiras linguísticas não impedem a compreensão ou o cumprimento.

6. Avaliar os resultados da aprendizagem

a. Avaliações de conhecimentos

Realizar avaliações pré e pós-formação para medir a aquisição e retenção de conhecimentos. Utilizar questionários, exames ou simulações para avaliar a compreensão e a proficiência.

b. Mecanismos de feedback:

Recolher o feedback dos participantes para avaliar a eficácia dos programas de formação.

Utilizar o feedback para identificar áreas a melhorar e efetuar os ajustamentos necessários.

7. Aprendizagem e desenvolvimento contínuos

a. Formação contínua

Oferecer oportunidades de aprendizagem contínua para manter os membros da equipa actualizados sobre novos desenvolvimentos, regulamentos e melhores práticas. Fornecer actualizações regulares e cursos de reciclagem para reforçar a aprendizagem e responder às necessidades em evolução.

b. Desenvolvimento profissional

Incentivar os membros da equipa a obter certificações adicionais, assistir a conferências ou participar em actividades de desenvolvimento profissional relacionadas com a investigação clínica. Apoiar a aprendizagem contínua e a progressão na carreira dentro da organização.

8. Documentação e manutenção de registos

a. Registos de formação

Manter registos precisos das actividades de formação, incluindo a participação, os certificados de conclusão e os resultados da avaliação. Assegurar que a documentação está organizada, actualizada e facilmente acessível para efeitos de auditoria e conformidade.

b. Pistas de auditoria

Implementar sistemas para acompanhar e documentar as actividades de formação, incluindo quaisquer actualizações ou revisões dos materiais de formação. Manter registos de auditoria para demonstrar a conformidade com os requisitos de formação e as normas regulamentares. Ao seguir estes passos, os gestores de ensaios clínicos podem garantir que todos os membros da equipa recebem formação adequada para desempenharem as suas funções de forma eficaz e contribuírem para o sucesso do ensaio, mantendo a conformidade com os requisitos regulamentares.

Promover a formação contínua sobre gestão de ensaios clínicos e ética

A promoção da formação contínua em gestão e ética de ensaios clínicos é essencial para manter as equipas de ensaios actualizadas em relação aos mais recentes desenvolvimentos, regulamentos e normas éticas. Eis como promover uma cultura de formação contínua:

1. Estabelecer uma cultura de aprendizagem

a. Apoio à liderança

Obter o apoio da liderança organizacional para dar prioridade à formação contínua e afetar recursos a programas de formação.

b. Promover o ambiente de aprendizagem

Incentivar uma cultura de curiosidade, crescimento e aprendizagem dentro da organização. Reconhecer e recompensar os funcionários que procuram ativamente a formação contínua.

2. Disponibilizar recursos acessíveis

a. Plataformas de aprendizagem em linha

Oferecer acesso a plataformas de aprendizagem em linha que proporcionem cursos sobre gestão de ensaios clínicos, ética, conformidade regulamentar e tópicos relacionados. Assegurar que as plataformas são de fácil utilização e acessíveis a todos os membros da equipa.

b. Biblioteca de recursos:

Organizar uma biblioteca de recursos, incluindo artigos, livros, directrizes e webinars, sobre investigação clínica e ética. Tornar os recursos facilmente acessíveis através da intranet da organização ou do sistema de gestão da aprendizagem (LMS).

3. Ofereça sessões de formação regulares

a. Webinars e Workshops

Organize regularmente webinars e workshops sobre temas como o desenvolvimento de protocolos, consentimento informado, comunicação de eventos adversos e gestão de dados. Convide especialistas do meio académico, da indústria ou de agências reguladoras para partilharem as suas ideias e melhores práticas.

b. Almoços e aprendizagens

Organizar sessões informais de "almoço e aprendizagem" onde os membros da equipa podem discutir tópicos específicos, partilhar experiências e aprender uns com os outros. Alterne os tópicos com base nos interesses da equipa e nas tendências emergentes na investigação clínica.

4. Facilitar as oportunidades de criação de redes

a. Conferências profissionais

Incentivar a participação em conferências, simpósios e eventos da indústria centrados na gestão de ensaios clínicos, ética e conformidade regulamentar. Fornecer financiamento ou apoio aos membros da equipa para apresentarem o seu trabalho ou participarem em painéis de discussão.

b. Eventos de ligação em rede

Organize eventos de criação de redes, encontros ou mesas redondas onde os membros da equipa possam contactar com colegas, partilhar ideias e criar relações profissionais.

5. Apoiar programas de formação contínua

a. Programas de certificação

Apoiar os membros da equipa na obtenção de certificações profissionais relevantes para a gestão de ensaios clínicos, como o Certified Clinical Research Professional (CCRP) ou o Certified Clinical Research Coordinator (CCRC).

Fornecer assistência financeira ou licença de estudo para a preparação para o exame de certificação.

b. Graus avançados

Incentivar os membros da equipa a prosseguirem estudos avançados ou formação especializada em investigação clínica, bioética, saúde pública ou áreas relacionadas. Ofereça esquemas de trabalho flexíveis ou reembolso de propinas para apoiar as actividades educativas.

6. Promover a aprendizagem entre pares e a tutoria

a. Programas de tutoria entre pares

Estabelecer programas de tutoria entre pares, em que os membros mais experientes da equipa orientem os mais novos sobre práticas de gestão de ensaios clínicos, considerações éticas e desenvolvimento de carreira. Incentivar a partilha de conhecimentos e a colaboração entre membros da equipa com diferentes níveis de experiência.

b. Discussões de estudos de caso

Organize debates sobre estudos de casos ou clubes de jornais onde os membros da equipa analisam cenários da vida real, dilemas éticos ou resultados de ensaios clínicos recentes. Incentivar o pensamento crítico, a resolução de problemas e as competências de tomada de decisões éticas.

7. Avaliar os resultados da aprendizagem

a. Instrumentos de avaliação

Utilizar avaliações pré e pós-formação, inquéritos ou questionários para avaliar os resultados da aprendizagem e medir a eficácia das iniciativas educativas. Recolher feedback dos participantes para identificar áreas a melhorar e adaptar os futuros programas de formação em conformidade.

b. Métricas de desempenho

Monitorizar os indicadores de desempenho, como a adesão ao protocolo, a conformidade regulamentar e os indicadores de segurança dos participantes, para avaliar o impacto dos esforços de formação contínua. Ajustar as estratégias de formação com base nas tendências de desempenho e no feedback das principais partes interessadas.

8. Incorporar discussões éticas nas reuniões regulares

a. Comités de Ética

Estabelecer comissões de ética ou comissões de análise dentro da organização para discutir considerações éticas relacionadas com os ensaios clínicos. Realizar reuniões regulares para rever protocolos, formulários de consentimento informado e questões éticas que surjam durante a realização do ensaio.

b. Estudos de casos éticos

Ao implementar estas estratégias, os gestores de ensaios clínicos podem criar uma cultura de formação contínua, garantindo que os membros da equipa se mantêm informados, empenhados e eticamente responsáveis nas suas funções.

2.12 Envolvimento dos participantes

O envolvimento dos participantes é crucial para o sucesso dos ensaios clínicos, uma vez que melhora o recrutamento, a retenção e os resultados globais do ensaio. Eis algumas estratégias para promover o envolvimento dos participantes ao longo do ensaio:

1. Comunicação clara

a. Processo de consentimento informado

Assegurar que os participantes compreendem plenamente o objetivo, os procedimentos, os riscos e os benefícios do ensaio durante o processo de consentimento informado. Proporcionar oportunidades aos participantes para fazerem perguntas e esclarecerem quaisquer preocupações antes de consentirem em participar.

b. Actualizações regulares

Manter os participantes informados sobre o progresso do ensaio, incluindo marcos de recrutamento, resultados provisórios (se apropriado) e actividades futuras. Fornecer uma comunicação clara e atempada sobre quaisquer alterações ao protocolo ou aos procedimentos do estudo.

2. Abordagem centrada no participante

a. Cuidados individualizados

Adaptar os procedimentos do ensaio e os métodos de comunicação para satisfazer as necessidades e preferências únicas de cada participante. Respeitar a autonomia dos participantes e envolvê-los na tomada de decisões relativas à sua participação, sempre que possível.

b. Defesa dos doentes

Designar defensores dos doentes ou oficiais de ligação que sirvam de ponto de contacto para os participantes, abordando as suas preocupações e defendendo as suas necessidades. Capacitar os participantes para expressarem as suas opiniões e feedback sobre os processos e experiências do ensaio.

3. Educação e apoio

a. Materiais didácticos

Fornecer materiais educativos claros e fáceis de compreender sobre o ensaio, a doença que está a ser estudada e informações médicas relevantes. Oferecer recursos para ajudar os participantes a navegar na sua participação, tais como FAQs, glossários e vídeos informativos.

b. Serviços de apoio

Oferecer serviços de apoio, como aconselhamento, grupos de apoio de pares e linhas de apoio para atender às necessidades emocionais e psicológicas dos participantes. Fornecer acesso a programas de assistência financeira ou serviços de transporte para superar as barreiras à participação.

4. Actividades de envolvimento

a. Ferramentas interactivas

Incorporar ferramentas e tecnologias interactivas (por exemplo, aplicações móveis, dispositivos portáteis) para aumentar o envolvimento dos participantes e facilitar a recolha de dados. Gamificar certos aspectos do ensaio (por exemplo, o cumprimento da medicação ou a introdução de dados) para tornar a participação mais agradável e gratificante.

b. Envolvimento da comunidade

Fomentar um sentido de comunidade entre os participantes, organizando eventos sociais, reuniões de grupos de apoio ou fóruns em linha onde possam estabelecer contactos entre si.

Incentivar os participantes a partilharem as suas experiências e histórias para inspirar e apoiar outros participantes no ensaio.

5. Mecanismos de feedback

a. Inquéritos de feedback

Realizar inquéritos de feedback regulares para solicitar as opiniões, experiências e sugestões dos participantes para melhorar os processos de ensaio.

Ouvir ativamente as reacções dos participantes e implementar alterações com base nos seus contributos, sempre que possível.

b. Conselhos Consultivos dos Participantes

Estabelecer conselhos consultivos de participantes, compostos por participantes no ensaio, que forneçam feedback e orientação sobre a conceção, implementação e divulgação dos resultados do ensaio.

Envolver os participantes no planeamento e na realização do ensaio para garantir que as suas perspectivas são consideradas em todas as fases.

6. Reconhecimento e apreciação

a. Reconhecimento

Reconhecer os contributos e sacrifícios dos participantes para o ensaio através de reconhecimento verbal, certificados de agradecimento ou sinais de gratidão. Destacar testemunhos de participantes ou histórias de sucesso para celebrar o seu envolvimento e inspirar outros a participar.

b. Compromisso a longo prazo

Manter o contacto com os participantes mesmo depois de terminada a sua participação ativa no ensaio, actualizando-os sobre os resultados do estudo e os desenvolvimentos futuros. Considerar o envolvimento dos participantes em estudos de acompanhamento a longo prazo ou em iniciativas de envolvimento da comunidade relacionadas com os resultados do ensaio.

7. Considerações éticas

a. Privacidade e confidencialidade

Salvaguardar a privacidade e a confidencialidade dos participantes, cumprindo os regulamentos de proteção de dados e assegurando o tratamento seguro das informações pessoais. Obter o consentimento explícito para partilhar os dados anónimos dos participantes para fins de investigação ou educativos.

b. Respeito pela autonomia

Respeitar o direito dos participantes de se retirarem do ensaio em qualquer altura sem repercussões.

Ao dar prioridade ao envolvimento dos participantes e ao incorporar estas estratégias na conceção e implementação do ensaio, os investigadores podem cultivar uma experiência positiva e capacitadora para os participantes, contribuindo, em última análise, para o sucesso e integridade do ensaio clínico.

Promover boas relações com os participantes

Construir e manter boas relações com os participantes é essencial para o sucesso dos ensaios clínicos. Seguem-se algumas estratégias para promover relações positivas:

1. Estabelecer confiança

a. Comunicação transparente

Fornecer informações claras e honestas sobre o ensaio, incluindo o seu objetivo, procedimentos, riscos e benefícios. Responder abertamente às perguntas e preocupações dos participantes, demonstrando transparência e integridade.

b. Mensagens consistentes

Assegurar a coerência da comunicação em todas as interacções com os participantes, incluindo a comunicação verbal, os materiais escritos e as plataformas em linha.

2. Capacitar os participantes

a. Tomada de decisões informada

Educar os participantes sobre os seus direitos e responsabilidades no ensaio, capacitando-os para tomarem decisões informadas sobre a sua participação. Incentivar a participação ativa nos processos de tomada de decisão sempre que possível.

b. Respeitar a autonomia

Respeitar a autonomia dos participantes, permitindo-lhes recusar a participação ou retirar-se do ensaio em qualquer altura, sem repercussões. Ofereça apoio e recursos para ajudar os participantes a fazer as suas escolhas.

3. Prestar apoio

a. Apoio emocional

Reconhecer as emoções e preocupações dos participantes, oferecendo empatia e compreensão durante a sua participação no ensaio. Fornecer acesso a serviços de aconselhamento ou grupos de apoio para os participantes que estejam a passar por dificuldades emocionais.

b. Apoio prático

Oferecer assistência prática para resolver os desafios logísticos dos participantes, tais como transporte, cuidados infantis ou assistência financeira para despesas relacionadas com o estudo. Assegurar que os procedimentos do ensaio são tão convenientes e acessíveis quanto possível para os participantes.

4. Criar uma relação

a. Interacções personalizadas

Dedicar tempo para conhecer os participantes como indivíduos, tratando-os pelo nome e mostrando interesse genuíno pelo seu bem-estar. Adaptar as interacções às preferências e ao estilo de comunicação de cada participante.

b. Escuta ativa

Praticar a escuta ativa durante as interacções com os participantes, considerando atentamente as suas perspectivas e validando as suas experiências. Incentivar os participantes a partilharem os seus comentários e sugestões para melhorar a sua experiência no ensaio.

5. Fomentar o empenhamento

a. Actividades de envolvimento

Organizar actividades ou eventos interessantes para os participantes, tais como sessões informativas, encontros sociais ou workshops educativos. Envolver os participantes em debates sobre a conceção do ensaio, o desenvolvimento do protocolo ou a divulgação dos resultados.

b. Controlos regulares

Realizar controlos regulares com os participantes para avaliar o seu bem-estar, abordar quaisquer preocupações e reforçar o seu empenho no ensaio. Utilizar vários canais de comunicação (por exemplo, chamadas telefónicas, e-mails, visitas presenciais) para se manter em contacto com os participantes.

6. Mostrar apreço

a. Reconhecimento

Expressar gratidão aos participantes pelas suas contribuições para o ensaio, reconhecendo a sua importância para o avanço da investigação médica. Fornecer lembranças de apreciação ou certificados de participação para reconhecer o envolvimento dos participantes.

b. Partilhar resultados

Partilhar os resultados dos ensaios e as actualizações dos progressos com os participantes, mantendo-os informados sobre o impacto da sua participação. Demonstrar de que forma o seu envolvimento contribuiu para o avanço da ciência e dos cuidados de saúde.

7. Garantir a privacidade e a confidencialidade

a. Proteção de dados

Salvaguardar a privacidade e a confidencialidade dos participantes, cumprindo os regulamentos de proteção de dados e implementando práticas seguras de

gestão de dados. Comunicar claramente as medidas adoptadas para proteger as informações pessoais e os dados sensíveis dos participantes.

b. Respeitar os limites

Respeitar a privacidade e os limites dos participantes, procurando obter o seu consentimento antes de partilhar quaisquer informações pessoais ou pormenores relacionados com o estudo com terceiros. Manter a confidencialidade em todas as interacções com os participantes, assegurando que a sua confiança é preservada.

Ao dar prioridade à confiança, à capacitação, ao apoio, ao envolvimento, à apreciação e à privacidade nas suas interacções com os participantes, as equipas de ensaios clínicos podem promover relações positivas que aumentam a satisfação dos participantes, a sua retenção e o sucesso global do ensaio.

Fornecer informações claras e acessíveis ao longo do ensaio

Fornecer informação clara e acessível ao longo do ensaio é essencial para garantir que os participantes compreendem os procedimentos, riscos e benefícios do ensaio. Eis como o conseguir:

1. Desenvolver materiais para os participantes

a. Fichas de informação dos participantes

Criar fichas de informação completas que descrevam os principais pormenores sobre o ensaio, incluindo o seu objetivo, procedimentos, critérios de elegibilidade, potenciais riscos e benefícios.

Utilizar uma linguagem clara e evitar o jargão técnico para garantir que a informação é facilmente compreensível por participantes de diferentes origens e níveis de literacia.

b. Formulários de Consentimento Informado (ICFs)

Conceber formulários de consentimento informado que expliquem claramente os objectivos do ensaio, os procedimentos, os riscos potenciais e os direitos dos participantes.

Apresentar um resumo conciso das principais informações no início do documento, seguido de secções mais pormenorizadas.

2. Ofereça vários formatos

a. Materiais impressos

Fornecer cópias impressas dos materiais dos participantes, tais como fichas de informação e formulários de consentimento, em formatos fáceis de ler, com tipos de letra claros e espaçamento adequado.

Utilizar recursos visuais, tais como diagramas ou ilustrações, para melhorar a compreensão de conceitos complexos.

b. Formatos electrónicos

Ofereça versões electrónicas dos materiais dos participantes para aqueles que preferem formatos digitais ou têm necessidades de acessibilidade.

Garantir que os documentos electrónicos são compatíveis com as tecnologias de assistência para pessoas com deficiências visuais ou cognitivas.

3. Comunicar de forma clara

a. Comunicação verbal

Utilizar uma linguagem simples e evitar o jargão médico ao comunicar verbalmente com os participantes, quer durante as discussões sobre o consentimento informado, as visitas de estudo ou as consultas telefónicas.

Incentivar os participantes a fazerem perguntas e a procurarem esclarecimentos, se necessário, e dar respostas de forma clara e compreensível.

b. Comunicação escrita

Enviar e-mails ou cartas de lembrete antes das visitas de estudo, descrevendo claramente os detalhes da consulta, as instruções de preparação (por exemplo, requisitos de jejum) e as informações de contacto para questões ou preocupações.

Fornecer resumos escritos das principais discussões ou decisões tomadas durante as visitas de estudo para que os participantes possam consultar.

4. Estabelecer canais de comunicação claros

a. Pessoa de contacto designada

Atribuir uma pessoa de contacto designada ou um coordenador do estudo a quem os participantes possam contactar para colocar questões, preocupações ou assistência durante o ensaio.

Comunicar claramente a disponibilidade da pessoa de contacto e os métodos de comunicação preferidos (por exemplo, telefone, correio eletrónico).

b. Linha de apoio ou linha direta de apoio

Criar uma linha de apoio ou uma linha direta de apoio com pessoal formado para prestar assistência imediata aos participantes fora do horário normal de expediente.

Assegurar que os participantes tenham acesso às informações de contacto da linha de apoio e saibam quando e como utilizá-la.

5. Fornecer actualizações contínuas

a. Boletins informativos ou actualizações de estudos

Enviar periodicamente boletins informativos ou actualizações aos participantes, fornecendo informações sobre o progresso do ensaio, resultados provisórios, eventos futuros e notícias ou desenvolvimentos relevantes na área. Inclua testemunhos ou histórias de outros participantes para promover um sentido de comunidade e de ligação.

b. Sítio Web ou portal de estudo

Manter um sítio Web do estudo ou um portal do participante onde os participantes possam aceder a informações actualizadas sobre o ensaio, incluindo os protocolos do estudo, as perguntas frequentes e os dados de contacto. Assegurar que o sítio Web ou portal é de fácil utilização e acessível em diferentes dispositivos.

6. Assegurar a acessibilidade linguística

a. Serviços de tradução

Oferecer serviços de tradução ou fornecer versões traduzidas dos materiais dos participantes nas línguas habitualmente faladas pela população-alvo. Assegurar que os materiais traduzidos são submetidos a uma revisão rigorosa para manter a exatidão e a clareza.

b. Serviços de intérprete

Providenciar serviços de intérprete durante as visitas ou debates do estudo para os participantes que não dominam a língua principal utilizada no ensaio.

7. Solicitar feedback

a. Inquéritos de feedback

Distribuir periodicamente inquéritos de feedback aos participantes para recolher informações sobre a clareza, acessibilidade e utilidade dos materiais e métodos de comunicação dos participantes.

b. Política de portas abertas

Manter uma política de porta aberta que encoraje os participantes a partilhar os seus pensamentos, preocupações e sugestões para melhorar a comunicação ao longo do ensaio. Ouvir ativamente o feedback dos participantes e demonstrar vontade de resolver quaisquer questões ou desafios levantados.

8. Assegurar a conformidade com os requisitos regulamentares

a. Conformidade regulamentar

Assegurar que todos os materiais e métodos de comunicação com os participantes cumprem os requisitos regulamentares, incluindo os descritos nas directrizes de Boas Práticas Clínicas (BPC). Documentar os processos de comunicação e manter registos das interacções com os participantes para fins de auditoria. Ao implementar estas estratégias, as equipas de ensaios clínicos podem garantir que os participantes recebem informação clara e acessível ao longo do ensaio, permitindo-lhes tomar decisões informadas e envolverem-se ativamente no processo de investigação.

Apêndice: Glossário de termos

Evento Adverso (EA)

Um acontecimento adverso é qualquer ocorrência médica indesejável num participante que ocorra durante o ensaio, independentemente de estar ou não relacionado com o produto experimental.

Cegueira (Mascaramento)

Um método utilizado para evitar enviesamentos, mantendo certos participantes no ensaio, investigadores ou avaliadores sem saberem a que grupo de tratamento pertence um participante.

Ensaio clínico

Um ensaio clínico é um estudo de investigação realizado com participantes humanos para avaliar a segurança e a eficácia de novos tratamentos, intervenções ou procedimentos médicos.

Grupo de controlo

Um grupo de participantes num ensaio clínico que não recebe o tratamento experimental, mas pode receber cuidados padrão, placebo ou outro tratamento de comparação.

Formulário de consentimento

Um formulário de consentimento é um documento que fornece informações detalhadas sobre o ensaio clínico, incluindo o seu objetivo, procedimentos, riscos e benefícios. Os participantes devem assinar o formulário de consentimento antes de participarem no ensaio.

Consentimento informado

O consentimento informado é o processo pelo qual os participantes recebem toda a informação relevante sobre um ensaio clínico, permitindo-lhes tomar uma decisão informada sobre a sua participação ou não.

Produto experimental

Um produto experimental é um medicamento farmacêutico, um dispositivo ou um produto biológico que está a ser testado num ensaio clínico, mas que ainda não foi aprovado pelas autoridades reguladoras para utilização geral.

Medida do resultado

Uma variável ou ponto final utilizado para avaliar os efeitos de uma intervenção num ensaio clínico, como a melhoria dos sintomas, a progressão da doença ou os acontecimentos adversos.

Placebo

Um placebo é uma substância ou tratamento inativo que se assemelha ao produto experimental mas que não tem qualquer efeito terapêutico. Os placebos são utilizados em ensaios clínicos como um controlo para comparar os efeitos do produto em investigação.

Protocolo

Um protocolo é um plano detalhado que descreve os objectivos, a conceção, a metodologia e as considerações estatísticas de um ensaio clínico. Serve como um projeto para a realização do ensaio e assegura a consistência na sua implementação.

Randomização

A aleatorização é o processo de atribuir aleatoriamente os participantes a diferentes grupos de tratamento num ensaio clínico. Ajuda a garantir que cada participante tem a mesma hipótese de receber o produto experimental ou um placebo.

Braço do estudo

Um grupo de participantes num ensaio clínico designado para receber um tratamento ou intervenção específica, que pode incluir o produto experimental, placebo ou tratamento padrão.

Efeito secundário

Um efeito secundário é um efeito não intencional e frequentemente indesejável de um tratamento ou intervenção médica. Os efeitos secundários podem ocorrer durante um ensaio clínico e são cuidadosamente monitorizados quanto à sua gravidade e frequência.

Norma de cuidados

O padrão de cuidados refere-se às directrizes ou tratamentos estabelecidos que são considerados as melhores opções disponíveis para gerir uma determinada condição médica. Os ensaios clínicos podem comparar produtos experimentais com o padrão de cuidados para avaliar a sua eficácia.

População do estudo

O grupo de indivíduos a partir do qual os participantes são seleccionados para participar num ensaio clínico, frequentemente definido por características específicas como a idade, o sexo ou a condição médica.

Visita de estudo

Uma visita de estudo é uma consulta agendada durante a qual os participantes são submetidos a procedimentos ou avaliações específicos, conforme descrito no protocolo do ensaio clínico. As visitas de estudo podem incluir exames físicos, testes laboratoriais ou entrevistas com a equipa do estudo.

Grupo de tratamento

Um grupo de tratamento é um grupo de participantes num ensaio clínico que recebe a mesma intervenção ou tratamento, tal como o produto experimental ou um placebo. Os grupos de tratamento são comparados para avaliar a eficácia e a segurança da intervenção.

Local do ensaio

O local físico, como um hospital, clínica ou centro de investigação, onde o ensaio clínico é realizado e os participantes recebem intervenções e avaliações relacionadas com o estudo.

Retirada

A retirada refere-se à decisão voluntária de um participante de interromper a sua participação num ensaio clínico antes da sua conclusão. Os participantes podem desistir de um ensaio em qualquer altura e por qualquer motivo, sem qualquer penalização.

Referências

1. Organização Mundial de Saúde (OMS) - Plataforma de registo de ensaios clínicos: Fornece informações sobre ensaios clínicos registados a nível mundial.
2. Conselho Internacional para a Harmonização de Requisitos Técnicos para Produtos Farmacêuticos para Uso Humano (ICH): Oferece directrizes sobre normas de Boas Práticas Clínicas (BPC) para a realização de ensaios clínicos.
3. Biblioteca Nacional de Medicina dos EUA - ClinicalTrials.gov: Um registo e base de dados de resultados de estudos clínicos apoiados por entidades públicas e privadas realizados em todo o mundo.
4. Declaração CONSORT: Fornece directrizes para a comunicação de ensaios aleatórios controlados.
5. Declaração STROBE: Oferece directrizes para a comunicação de estudos observacionais.
6. Declaração de Helsínquia: Fornece princípios éticos para a investigação médica envolvendo seres humanos.
7. Food and Drug Administration (FDA): Oferece documentos de orientação e regulamentos relacionados com ensaios clínicos nos Estados Unidos.
8. Agência Europeia de Medicamentos (EMA): Fornece documentos de orientação e regulamentos relacionados com ensaios clínicos na União Europeia.
9. PubMed: Uma base de dados de literatura biomédica que contém artigos sobre ensaios clínicos e tópicos relacionados.
10. Biblioteca Cochrane: Fornece revisões sistemáticas e meta-análises de intervenções de cuidados de saúde, incluindo ensaios clínicos.
11. Organização Mundial de Saúde (OMS): Considerações éticas para a investigação no domínio da saúde
12. Conferência Internacional sobre Harmonização dos Requisitos Técnicos para o Registo de Medicamentos para Uso Humano (ICH): Guia de Boas Práticas Clínicas E6(R2)
13. Food and Drug Administration (FDA): Folha de Informação de Consentimento Informado Orientação para IRBs, Investigadores Clínicos e Patrocinadores
14. Institutos Nacionais de Saúde (NIH): Resumos de investigação em linguagem simples
15. Associação Médica Americana (AMA): Código de Ética MédicaOrganização Internacional de Normalização (ISO): ISO 14155:2020 Investigação clínica de dispositivos médicos em seres humanos - Boas práticas clínicas
16. Associação Médica Mundial (WMA): Declaração de Helsínquia - Princípios Éticos para a Investigação Médica Envolvendo Sujeitos Humanos
17. Conselho Internacional de Harmonização de Requisitos Técnicos para Produtos Farmacêuticos para Uso Humano (ICH): Guia de Boas Práticas Clínicas E6(R2)
18. Food and Drug Administration (FDA): Folha de Informação de Consentimento Informado Orientação para IRBs, Investigadores Clínicos e Patrocinadores
19. Agência Europeia de Medicamentos (EMA): Guia de Boas Práticas Clínicas - E6(R2)

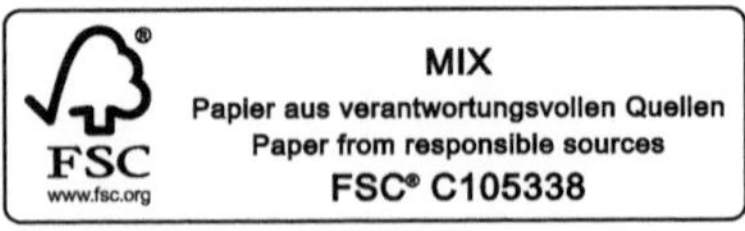

Printed by Books on Demand GmbH, Norderstedt / Germany